RAPPORT

SUR

L'ORGANISATION D'UN SERVICE DE SECOURS

Pour les Noyés dans Dieppe.

CONSEIL DE SALUBRITÉ DE DIEPPE.

COMMISSION

Composée de **MM. DUSSAUX, NICOLE** et **NAVET.**

RAPPORT

SUR

L'ORGANISATION D'UN SERVICE DE SECOURS

Pour les Noyés dans Dieppe,

PAR S. NAVET,

DOCTEUR EN MÉDECINE DE LA FACULTÉ DE PARIS, MÉDECIN ADJOINT
DES HOSPICES DE DIEPPE, MEMBRE DU CONSEIL DE SALUBRITÉ
ET DE PLUSIEURS SOCIÉTÉS SAVANTES.

DIEPPE,
IMPRIMERIE DE DELEVOYE-BARRIER.
1838.

composée de MM. [illegible], [illegible] et NAVET.

Par D. NAVET,

1858.

RAPPORT

SUR

L'ORGANISATION D'UN SERVICE DE SECOURS

Pour les Noyés dans Dieppe.

Ex nihilo nihil.

Messieurs,

La nécessité de fonder un service de secours pour les noyés et d'établir une morgue dans Dieppe est si fortement sentie depuis long-temps qu'il importe à notre conscience de vous soumettre sans plus de retard les vues que nous avons adoptées pour l'organisation de ce service.

Quoique nous nous soyons chargés de ce travail comme membres du Conseil de salubrité, déjà, depuis plus de deux années, nous n'avons pourtant encore à vous présenter qu'un projet incomplet en raison des grands intérêts qu'il embrasse, et trop peu soutenu des documens qui pourraient démontrer la possibilité immédiate de son exécution.

Cependant, messieurs, ce n'est pas notre faute si, après un si long espace de temps, nous nous trouvons encore aujourd'hui forcés de réduire notre sujet à un simple tableau indicatif des moyens principaux et indispensables qu'il convient d'organiser: notre tâche avait été abordée avec zèle et amour, car nous avions compris de suite en l'acceptant toute l'importance que M. le préfet Dupont-Delporte attache à l'organisation de ces secours, et c'était pour répondre à ses vues d'une haute et sage philantropie qu'en étudiant notre sujet sur les bases les plus larges, nous voulions l'étayer des plans et des devis nécessaires pour qu'il soit aisé d'en reconnaître l'exécution facile tant sous le rapport de l'art que sous le rapport financier.

C'est que nous savions aussi, messieurs, que l'administration ne s'attache aux demandes d'organisation qui lui sont faites qu'autant qu'on lui soumet à la fois des plans et des devis des voies et moyens. Il lui faut toujours un travail entier, net et positif, si l'on ne veut se risquer à laisser perdre les meilleures idées dans ses cartons. Nous concevons bien au reste qu'il en soit ainsi, car ce ne sont pas les projets qui manquent à l'administration. Sur toutes les questions chacun n'a-t-il pas son rêve à lui offrir? Il lui faut donc, pour qu'elle s'arrête à une idée, la démonstration des moyens qui permettent de l'exécuter. Or, nous tenions qu'on ne pût pas nous dire, comme on nous le dira sans doute, que notre plan n'est pas réalisable parce que nous n'avons pas suffisamment prouvé qu'il l'est.

Le travail que nous voulions faire eût été une voie tracée de telle sorte que l'administration n'aurait eu qu'à y entrer pour que le but d'humanité auquel nous tendons fût atteint; mais nous avions besoin de l'aide d'un architecte, du concours des autorités locales; et, malgré nos demandes, nous avons été livrés à nos seules forces; il a bien fallu alors restreindre notre cadre et perdre l'espoir que nous avions conservé jusqu'à ces derniers jours d'attacher notre nom à une œuvre que tout le pays attend si impatiemment.

Ce que nous avons à vous dire, messieurs, n'aura rien de nouveau pour vous; déjà la presse locale a fait connaître les idées soutenues par l'un des membres de votre commission, et ces idées, fournies par les auteurs les plus savans dans cette matière, sont, avec quelques développemens, celles que nous avons à vous reproduire aujourd'hui.

Ce n'est pas que ce travail ne soit digne de toute votre attention; il la mérite au contraire par son objet, puisqu'il a pour but de vous prouver qu'à vos décisions tient l'existence d'un grand nombre de vos concitoyens et peut-être la vôtre elle-même. Nous avons donc la confiance que vous nous suivrez religieusement malgré l'étendue de nos propositions et l'aridité de quelques détails.

Un service de secours pour les noyés n'est point complètement à créer dans Dieppe, il en existe un déjà ici depuis 63 ans. En effet, en novembre

1775, trente-cinq ans après l'établissement des secours aux noyés dans Paris, des boîtes contenant les instrumens, les appareils, les médicamens crus nécessaires pour secourir les asphyxiés furent déposées chez les chirurgiens, tant au Pollet que dans la ville; des épithaphes ou espèces d'enseignes en bois indiquaient les lieux où ces boîtes étaient placées. Tout à cette époque de création fut établi avec le zèle qu'anime l'exemple du succès ; plus tard, et à plusieurs reprises, ce service subit des réorganisations ; les instrumens détériorés furent remis en état. Aux boîtes rendues plus complètes on joignit des instructions sur la manière de porter les secours en attendant l'arrivée du médecin.

Mais quels furent les résultats de cette succession d'efforts, combien de submergés ont-ils dû la vie à cette organisation créée sous l'influence de la plus pure philantropie? Nous serions bien heureux, messieurs, si nous pouvions vous rapporter un seul exemple authentique de succès; mais loin de là il est résulté de l'enquête prolongée à laquelle nous nous sommes livrés, que jamais dans Dieppe un seul noyé n'a été rappelé à la vie. Cependant à Paris, à Londres, à Amsterdam, à Hambourg on a toujours sauvé au moins ou moitié, ou les deux tiers, ou même les huit neuvièmes des submergés. Par quelle fatalité Dieppe se classe-t-il donc au dernier rang des villes où le service des secours pour les asphyxiés a été organisé? L'humanité pourtant n'a point fait défaut chez nous, il y a toujours eu âme et cœur chez nos concitoyens. Mais à Dieppe, messieurs, le service était vicieux, l'esprit trop inculte de nos marins était encore obstrué par les préjugés les plus déplorables, les hommes de science eux-mêmes, nos médecins, n'ont jamais prouvé qu'ils connussent parfaitement les sages préceptes de la thérapeutique appliquée aux noyés. Au milieu de telles conditions il fallait bien éprouver nos funestes revers.

Qu'on se hâte donc de porter remède à ce déplorable état de choses, qu'on supprime au plus vite les boîtes de secours pour y substituer des établissemens construits sur les indications que nous fournissent les sciences avancées d'hygiène publique et de thérapeutique; alors il sera facile d'organiser un personnel médical, instruit et capable lui-même de détruire, à l'aide de publications et d'instructions orales, les préjugés qui ont tant fait redouter jusqu'à présent l'actif empressement de nos classes populaires à secourir les noyés.

Le service de secours à l'aide des boîtes dites fumigatoires, appelé aussi service de secours mobile, a été presque partout impropre à faire atteindre le but pour lequel on l'avait formé. C'est à cette vérité parfaitement appréciée des hommes placés au premier rang dans les sciences hygiéniques, que nous devons l'opposition qui a été faite à ce système, à Paris, par le docteur Marc; à Rouen, par le docteur Pouchet. Ces deux savans ont été unanimes pour demander la suppression de ces boîtes et l'organisation du système de secours fixe ou de pavillons de secours.

Un simple coup-d'œil ne prouve-t-il pas en effet l'insuffisance des boîtes? Le noyé a besoin d'être secouru rapidement; il faut d'abord qu'on lui ôte ses vêtemens, qu'on le dessèche, qu'on le réchauffe graduellement, puis enfin qu'on lui administre les secours spéciaux dont le médecin peut seul se rendre juge, parce qu'ils doivent varier suivant les conditions individuelles. Or, pourra-t-on secourir rapidement un noyé s'il faut aller chercher la boîte et l'apporter à l'endroit où celui-ci aura été repêché? n'y aura-t-il pas moitié plus de temps d'employé qu'il ne faut, puisqu'il y aura une allée et une venue? tandis qu'on eût pu transporter immédiatement le patient au lieu de secours. Mais d'ailleurs, et nous l'avons vu plus d'une fois dans Dieppe, sait-on où les boîtes sont déposées? Les objets qu'elles renferment sont-ils toujours en état de servir? À qui les livrera-t-on? sera-ce au premier venu qui pourra faire un emploi inhabile et même mortel des appareils ou des substances qui se présenteront sous sa main? Supposons même que cette boîte soit livrée à l'homme intelligent et capable, pourra-t-il agir au milieu du peuple toujours empressé de recueillir avec avidité des scènes d'émotion? ne froissera-t-on pas la morale publique en donnant à tous les yeux le spectacle d'un corps dans l'état de nudité? le médecin le plus habile, en agissant dans des conditions de succès, réussira-t-il à réchauffer le noyé s'il procède en plein air, dans une atmosphère froide, ventilée ou même humide? Qu'on ne croie pas, comme l'a bien dit le docteur Marc, qu'il soit facile de porter le noyé dans une habitation voisine, car, et ce sont ses propres paroles, « on ne trouve pas toujours un local con-
» venablement disposé à cet effet, il faut encore tenir compte de la répu-
» gnance de bien des gens à ouvrir leurs habitations dans une pareille
» circonstance; il faut d'ailleurs, et nous parlons par expérience, songer

» aux contestations qui s'élèvent alors entre les propriétaires, les locataires
» et les secouristes, aux refus, à la perte de temps enfin qui résulte de cet
» état de choses, ce qui est bien plus considérable que si on transportait
» immédiatement le noyé jusqu'au local où se trouvent réunis les moyens
» de secours. »

Nous aurions à citer, pour étayer toutes ces opinions, de nombreux exemples tirés de ce qui s'est passé sous nos yeux. Sans remonter bien loin n'a-t-on pas vu, il y a à peu près un an, un soldat de la garnison noyé en se baignant, repêché sans intelligence, soumis d'abord à de déplorables manœuvres populaires, puis déposé nu sur le galet froid et humide, frictionné sans méthode et dans la bouche duquel une personne à qui nous tenons compte du zèle empressé qu'elle déployait, opérait une insufflation prolongée et violente à l'aide d'un soufflet de cuisine? C'est avec peine que les appariteurs de la police retenaient la populace se ruant sur le cadavre et paralysant les efforts des secouristes. Les boîtes de secours, dans cette circonstance, n'ont point été apportées parce qu'on ignorait où elles étaient déposées ; d'ailleurs qu'en eût-on fait? la visite de ces boîtes, à laquelle nous nous sommes livrés récemment avec M. le sous-préfet et M. Pouchet, n'a-t-elle pas prouvé que les instrumens qu'elles renferment, incomplets, atteints de rouille ou de moisissure, sont incapables de servir ; que les substances médicamenteuses qu'elles contiennent, administrées par une main inaccoutumée, peuvent donner la mort?

Il est donc démontré, avec toute l'évidence possible, que le système de secours mobile, existant jusqu'alors dans Dieppe, doit être supprimé. Les deux boîtes qui se trouvent placées, l'une chez M. le capitaine Seron, au bout du quai de Dieppe, l'autre chez M. Delalande, constructeur au Pollet, pourront être remises en état pour servir dans les lieux de secours dont nous proposerons la fondation.

Nous aurions voulu, messieurs, vous présenter un tableau statistique des personnes noyées dans Dieppe depuis un certain laps de temps ; c'eût été un excellent moyen de prouver la nécessité indispensable de créer, n'importe à quel prix, un service de secours parfait et tel que nous l'avons entendu, mais les registres de l'état-civil n'ont pu nous fournir des renseignemens satisfaisans à ce sujet; les documens que nous avons recueillis dans le public n'ont fait que prouver et le grand nombre d'accidens et leurs résultats toujours funestes.

Un service de secours applicable à tous les besoins de la localité nécessitera ici des dépenses beaucoup plus élevées relativement que dans Rouen et dans Paris. Il est facile d'en comprendre la raison : c'est qu'à Paris, à Rouen surtout, les secours ne sont demandés que sur les deux rives continues de la Seine, tandis que chez nous la disposition des eaux est telle que nous avons à peu près 12,000 mètres de rives sur lesquelles les accidens peuvent arriver, que ces rives dessinent autour de la ville, et au-delà, des bassins éloignés sur tous les points desquels les secours peuvent être réclamés. Suivez, en effet, la longue ligne de notre plage étendue au devant de la ville, de l'une de nos falaises à l'autre; circonscrivez notre port, notre arrière-port en longeant les quais depuis la jetée de Dieppe jusqu'à celle du Pollet; tenez compte de la circonférence du bassin, de l'immense espace appelé retenue, des quatre rives formées par les deux bras de la rivière d'Arques qui traversent le sol de notre commune, et vous comprendrez comment à Dieppe, espèce d'île au milieu de ces grandes étendues d'eau parcourues si activement par nos marins, fréquentées en été par une population considérable de baigneurs, les accidens sont très-nombreux et demandent des moyens de secours multipliés et par conséquent dispendieux. Quoi qu'il en soit, la dépense pour nous n'a point été un obstacle, nous avons senti que, lorsqu'il s'agit d'un établissement d'humanité, il faut vouloir faire tout, quoi qu'il en coûte, car la vie de l'homme ne doit pas, ne peut pas être marchandée...

Soutenus par ce sentiment, messieurs, nous ne reculerons devant aucune des propositions sages et nécessaires que nous pensons devoir faire. L'administration préfectorale dont nous apprécions l'excellente volonté, secondera, nous en avons la confiance, autant que son pouvoir le permettra, les efforts que nous tentons en faveur de l'humanité...

Un service de secours bien complet et applicable à l'arrondissement, se compose de la réunion de plusieurs services déjà fort étendus par eux-mêmes dont nous sommes forcés en ce moment d'écarter la plus grande partie. Nous n'avons pour objet aujourd'hui que le service de sauvetage et de secours pour les noyés. Plus tard il y aura encore une grande tâche à remplir, car il restera à organiser :

1° Le service de sauvetage pour les naufragés ;

2° Le service de secours aux personnes englouties sous la glace ;

3° Le service pour les noyés et les naufragés étendu dans notre arrondissement, le long de nos côtes maritimes et sur des points les plus populeux des rivières ;

4° Enfin l'extension du service que nous proposons actuellement à tous les accidens et aux asphyxies de tous genres qui arrivent sur la voie publique et sur le territoire de notre commune.

Comme on le voit, ce sujet très-complexe est bien vaste, il ne peut s'accomplir que par l'œuvre du temps et des efforts soutenus. L'administration sous laquelle s'achèvera cette grande et belle institution aura des droits incontestables à la reconnaissance des citoyens, elle aura bien mérité du pays.

L'établissement d'un service de secours pour les noyés applicable à la ville de Dieppe doit se composer :

1° Des moyens préventifs ;

2° D'un bateau et des appareils de sauvetage ;

3° De plusieurs lieux ou pavillons de secours où se trouveront tous les appareils, toutes les dispositions nécessaires pour rappeler l'asphyxié à la vie et servir au logement des secouristes ;

4° D'une morgue et de tous ses accessoires ;

5° De l'organisation d'un personnel qui puisse faire convenablement fonctionner l'établissement ;

6° De l'institution d'une société humaine qui aiderait au perfectionnement comme au maintien de cet établissement.

Examinons maintenant, messieurs, successivement chacun des sujets compris dans la division que nous venons de tracer, et nous aurons alors des notions suffisantes pour établir des secours d'après les idées reçues des savans, tels qu'on puisse en attendre de véritables succès, secours, en un mot, avoués et recommandés par la science et par l'expérience.

I. DES MOYENS PRÉVENTIFS.

Prévenir un malheur vaut toujours mieux que d'avoir à le combattre ; cet axiome si naïf de vérité n'a besoin que d'être émis pour qu'il soit prouvé qu'un service qui ne consisterait qu'à porter secours après l'asphyxie par submersion serait bien peu en harmonie avec le but d'une institution vraiment philantropique.

Ce n'est qu'à l'aide d'un service de surveillance de la police, assez étendu, actif et bien compris, qu'on parviendra en général à prévenir la plupart des accidens qui arrivent dans les eaux de notre ville. Une des mesures les plus efficaces que nous croyons devoir conseiller consisterait à organiser des établissemens publics de bains à la mer, de manière qu'il serait sévèrement interdit de se baigner dans toute l'étendue de la commune ailleurs qu'à ces établissemens, ou dans ceux qui existent déjà pour le besoin des étrangers. N'avons-nous pas presque toutes les années des accidens à déplorer parce que des enfans inexpérimentés s'exercent à la nage et dans notre port, et dans notre bassin, et dans nos rivières? Des hommes imprudens n'ont-ils pas perdu la vie pour avoir été se baigner soit dans un état d'ivresse, soit dans des dispositions défavorables, appréciables à l'œil le moins accoutumé? De trop hardis nageurs ne se sont-ils pas noyés pour avoir voulu faire des courses trop prolongées, ou pour avoir voulu braver la violence d'une mer trop agitée? Ces exemples suffiraient bien déjà à démontrer la nécessité de l'établissement que nous demandons, alors que nous n'aurions point encore à dire qu'à chaque instant la morale publique s'indigne des scènes indécentes que donnent à tous les yeux des enfans et même des hommes qui se baignent complètement nus et empêchent ainsi les promenades de santé que les dames étrangères, qui suivent nos bains, pourraient faire sur notre rivage; car il prend alors l'aspect que doit présenter une plage habitée par des hordes de sauvages.

Il faut donc contraindre ceux qui voudront prendre des bains de mer à se rendre aux établissemens élevés à cet effet. Là, sous une vaste tente qu'on n'établirait que durant la saison d'été, les baigneurs viendraient se déshabiller; leurs vêtemens seraient confiés à la surveillance d'un gardien-secouriste qui aurait le droit de défendre le bain à celui qu'il reconnaîtrait mal disposé. Aucun baigneur ne pourrait sortir de la tente sans être pourvu d'un caleçon convenablement fait. Des bouées, servant de limites aux nageurs, seraient placées aux distances voulues, et des réglemens de police affichés dans ce lieu, préviendraient ceux qui se permettraient de franchir ces limites ou de rester plus d'une demi-heure dans l'eau, des mesures répressives qui leur seraient applicables. Le gardien ne permettrait le bain ni avant ni après le coucher du soleil. Les bains seraient encore défendus lorsque la mer aurait trop de violence, et enfin dans toutes les conditions où quelque danger pourrait être redouté malgré les plus sages précautions.

Cet établissement, si facile à fonder, ne nous paraîtrait nulle part mieux placé qu'à l'endroit occupé déjà par l'école de natation, c'est-à-dire devant la batterie centrale. Les limites latérales, assignées aux baigneurs, se trouvent déjà parfaitement déterminées par les deux épis qui viennent d'être construits à droite et à gauche de cette batterie. On placerait dans la mer, à la distance d'environ deux cents mètres, des bouées et même des chapelets qui arrêteraient les nageurs trop intrépides.

Cet établissement, destiné aux hommes, serait d'autant mieux situé à la place que nous venons d'indiquer, qu'il occuperait de cette manière la partie moyenne de la ville et qu'il toucherait à l'un des lieux de secours que nous proposons de construire à l'extrémité Ouest de cette batterie, dans un angle du chantier de M. Fanouillère.

Le gardien-secouriste qui desservirait en même temps le lieu de secours voisin, dont l'utilité ne nous paraît démontrée que pendant la saison des bains, devrait être un nageur parfait; il aurait un chien de Terre-Neuve dont l'aide ici serait évidemment plus importante qu'ailleurs. Tous les moyens de sauvetage pour secourir et repêcher un submergé seraient aussi à sa disposition.

Une partie de votre commission avait pensé, messieurs, qu'il conviendrait d'exiger de chaque baigneur, excepté des personnes reconnues indigentes, une faible rétribution de 5 centimes pour la garde des vêtemens, et pour couvrir ainsi les frais de l'établissement; mais, comme il n'y a pas eu unanimité sur ce point, nous avons cru devoir supprimer toute proposition à cet égard.

Un second établissement du même genre, moins utile sans doute, parce qu'il serait moins fréquenté, devrait être fondé pour les femmes : on le placerait à l'Ouest de celui de M. Colette si la nécessité en paraissait démontrée plus tard à l'administration municipale.

Les mesures dont nous venons de parler ne devraient être prises que pendant la saison des bains ; cette saison commencerait le premier juin et finirait à la fin d'octobre. Hors le temps de cette saison les bains seraient complètement défendus dans les limites de la commune, ou ne pourraient être permis qu'avec une autorisation particulière de la municipalité.

A l'aide de ces précautions beaucoup d'accidens seraient prévenus, mais il resterait encore de nombreuses dispositions à prendre dans notre ville si l'on voulait se mettre, autant que possible, à l'abri des événemens.

La passerelle, qui sert de communication entre la ville et le faubourg du Pollet, est un des endroits où des submersions ont eu lieu fréquemment. Le déplorable état de cette passerelle, beaucoup trop étroite, réclame une construction presque complète. Outre les faibles cordes qui servent de barres sur les côtés, on y devrait placer des filets solides, ou autres moyens, qui ne laisseraient pas d'aussi grands vides. Une rampe en fer, mobile au besoin, et à barreaux rapprochés, devrait border du côté droit les marches de l'escalier qui conduit à ce pont ; enfin des améliorations très-étendues, et que nous ne saurions pas suffisamment indiquer, doivent être faites au plus tôt à ce funeste pont qui a déjà été payé de la vie de plusieurs de nos concitoyens (1).

Nos quais devraient être bordés de parapets partout où le service du port le permettrait, mais indispensablement surtout là où ils forment des angles. Si le quai du Pollet, qui offre tant de sinuosités, en eût été pourvu ou eût été mieux éclairé, le malheureux Olker, qui, croyant marcher de plain-pied, y fit, il y a deux ans, une chute mortelle, ne laisserait point aujourd'hui une femme et des enfans privés de leur soutien.

La pêche à la ligne devrait être défendue aux portes du bassin, sur lesquelles nous avons vu des hommes, des enfans témérairement placés ; elle devrait être interdite également partout où il n'y aurait pas sûreté.

Un Abreuvoir manque à Dieppe ; il est étonnant que dans une ville

(1) Lorsque ces lignes furent écrites les travaux qui s'exécutent aujourd'hui à la passerelle n'étaient pas encore commencés. Espérons qu'ils satisferont aux vœux que nous venons d'exprimer.

aussi importante que la nôtre, et occupée durant l'été par de nombreux équipages, on n'ait pas songé à cette nécessité depuis qu'on a détruit celui qui existait à l'ancien Port d'Ouest. On eût évité pourtant ainsi une foule d'accidens que cette privation a causés; les places du Puits-Salé, du Marché aux Veaux, ne seraient point à chaque heure du jour compromises comme nous le voyons; les eaux de ces fontaines ne seraient point sans cesse souillées dans leur bassin.

On a l'habitude de conduire les chevaux pour les laver dans la Retenue au bout du canal des écluses de chasse; souvent des enfans guident plusieurs de ces animaux qu'ils ne peuvent bientôt plus maîtriser et qui les entraînent à des distances dangereuses. On peut se rappeler qu'un domestique fut enlevé avec ses chevaux à travers les écluses par le courant rapide. Si par un hasard inoui hommes et bêtes ont franchi sains et saufs cet effroyable torrent, en conçoit-on moins tous les dangers auxquels on s'expose en baignant les chevaux à cet endroit de la retenue? Qu'on se mette donc en mesure contre la possibilité des accidens qui menacent chaque jour, et si l'on ne peut mieux dès à présent, il faut établir à cet endroit une enceinte solidement barrée, et prendre les mesures de police nécessaires à l'ordre et à la sûreté.

Nous aurions sans doute beaucoup à dire encore sur l'emploi des moyens préventifs contre les asphyxies par submersion, mais ce qui précède indiquera suffisamment la voie à l'administration municipale. Eclairer de nuit les endroits dangereux, placarder partout des instructions indiquant les dangers et les règles à suivre pour s'en garantir, placer des poteaux d'avertissement là où il en serait besoin. Voilà en résumé ce qu'il nous restait à mentionner sur ce sujet.

II. DES BATEAUX ET DES INSTRUMENS DE SAUVETAGE POUR LES NOYÉS.

Si l'on cite des exemples de revivification de noyés après plusieurs heures de submersion, il est bien plus ordinaire que les secours les mieux administrés restent sans succès sur des personnes qui n'ont séjourné dans l'eau que quelques minutes. Il importe donc d'être toujours et partout en mesure de porter des secours rapides à ceux qui se noyent; c'est dans ce but que des bateaux de sauvetage ont été établis, et appareillés des instrumens nécessaires pour pêcher le noyé s'il est entièrement submergé, ou pour le soutenir sur l'eau et l'en retirer s'il est encore flottant et capable de s'aider lui-même.

Le bateau de sauvetage dont nous voulons parler en ce moment ne doit pas être confondu avec celui qui sert à secourir les naufragés à la mer ; la construction de ces deux embarcations, comme leur destination, est complètement différente.

Le canot de sauvetage ou de surveillance que nous demandons doit être très-léger, facile à manœuvrer ; il doit ne contenir que la place de trois personnes, dont deux rameurs pour quatre avirons. La troisième place est destinée au noyé. « Elle doit être disposée, dit M. Marc, de manière que le » corps puisse y être placé convenablement, c'est-à-dire les jambes éten» dues et le tronc ainsi que la tête beaucoup plus élevés qu'elles. Cet effet » s'obtiendrait aisément au moyen d'un châssis ou cadre à crémaillière, cou» vert en toile imperméable, aux deux côtés montant duquel on fixerait » parallèlement, avec le tronc et la tête, un accotoir pour empêcher le » corps de tomber d'un côté ou de l'autre par l'effet du balancement de » l'embarcation. »

Pour obtenir plus de célérité et obvier à l'embarras que cause toujours l'emploi des rames, le docteur Marc a proposé d'appliquer aux canots de surveillance le même système de roues que celui des *pyroscaphes* ou canots à vapeurs. Cette idée nous paraît d'autant plus heureuse, que déjà nous en avons vu l'application à un canot qui fut construit, il y a près de quatre ans, par M. Leboursier, charpentier de notre ville. Ce canot, que nous donnons pour modèle, pouvait être manœuvré par un seul individu ; ses dimensions dépassaient beaucoup celles qu'un canot de sauvetage devrait avoir, puisqu'il était assez fort pour porter vingt-huit personnes ; mais, en le rendant moins grand et plus léger, il serait aussi plus facile de le conduire avec rapidité et par conséquent de satisfaire pleinement aux conditions d'un bateau de surveillance et de sauvetage. C'est donc ce modèle qu'il faut adopter, en lui faisant subir toutefois les améliorations que les progrès rapides de la science permettent aujourd'hui d'appliquer.

Un seul canot de sauvetage suffirait d'abord aux besoins de notre local.

lité. Ce canot serait placé dans le port, à peu de distance du lieu de dépôt le plus voisin du centre des quais. Confié à la surveillance d'un secouriste et muni de ses instrumens, il devrait toujours être en état de servir. Plus tard, en étendant le système des secours, on en aurait un second pour le bassin et un troisième pour la mer.

Un grand nombre d'instrumens différens ont été imaginés pour servir à la recherche du noyé sous l'eau. La plupart de ces instrumens qui avaient tous pour but de remplacer l'usage des gaffes ou des crocs aigus avec lesquels on fait souvent des blessures mortelles, ont été abandonnés parce qu'ils étaient ou trop lourds et difficiles à manœuvrer, ou insuffisans pour porter de prompts secours. Aujourd'hui les meilleurs auteurs se réunissent pour conseiller l'emploi de la drague de John Miller, de sa corde missive et de sa sangle missive.

La Drague de Miller, quoique fort compliquée dans sa construction, est d'un emploi facile et peut être manœuvrée par une seule personne ; elle pêche dans une étendue de 10 pieds de large avec la certitude d'accrocher un corps couché dans cet espace, quelles que soient la profondeur de l'eau ou les inégalités du fond. Son prix s'élève au plus à 80 fr.

La Corde missive, qui ne coûte que 9 fr., a 32 pieds de longueur ; on la jette à celui qui se noie.

Quant à la *Sangle missive*, elle doit servir à celui qui se précipite à l'eau pour porter secours.

Ces instrumens, on ne peut plus ingénieux, ne peuvent être bien connus que par une description assez longue et compliquée, qui ne saurait se passer de l'aide des gravures. Comme nous ne pouvons en soumettre le modèle au Comité, nous renvoyons aux recherches de M. Marc sur les asphyxies et au manuel des nageurs, de M. Julia de Fontenelle, qui contiennent la description complète et la figure de ces instrumens.

Outre ces principaux moyens, le canot de sauvetage devrait contenir encore des scaphandres de plusieurs genres pour être jetés aux noyés, des cordes avec bouées en liége, des gaffes, des crocs boutonnés aux pointes.

Mais il est, messieurs, un genre de secours auquel notre conviction nous fait ajouter la plus grande confiance, c'est celui qu'on obtient à l'aide des chiens de *Terre-Neuve*. Ces admirables animaux, si connus et si bien jugés de la plupart de nos marins qui fréquentent le pays d'où on les tire, ont été déjà employés à Paris pour secourir les noyés. M. Marc, avec lequel l'un de nous s'entretenait il y a peu de temps sur ce sujet, ne doute pas des services qu'ils peuvent rendre, malgré les insuccès qui ont eu lieu à Paris. Il nous appartient donc à nous, qui avons de continuelles et si nombreuses relations avec Terre-Neuve, de faire venir plusieurs de ces chiens, choisis avec intelligence, et de les employer au service de secours pour les noyés. Sans doute, qu'en rendant à leur instinct la juste réputation dont il a joui, nous pourrons doter la France d'un des meilleurs moyens de sauvetage dont on puisse disposer.

On a objecté que ces animaux perdent, sous notre climat, la faculté instinctive de se précipiter à l'eau pour y repêcher ce qu'ils y voient tomber, soit parce qu'ils prennent trop d'obésité et ne peuvent plus nager avec facilité, soit parce qu'ils acquèrent une indolence due probablement au défaut d'exercice. On a dit encore que souvent ils deviennent d'une férocité dangereuse. Contre toutes ces allégations avancées légèrement et sans preuves plausibles, nous aurions bien des objections à présenter si la question ne se résumait évidemment dans une succession d'épreuves faciles à faire.

M. Thiébaud de Berneaud, dans son article sur le chien de Terre-Neuve inséré dans le Dictionnaire d'histoire naturelle que publie Mr E Guerin, rappelle que cet animal est doué d'un instinct particulier pour braver la fureur des flots et retirer de l'eau les personnes ou les objets naufragés : « Depuis cinquante ans, dit-il, l'Angleterre s'en est approprié l'espèce. On l'a » introduite en France depuis 1819 et nous n'en voyons encore aucun individu sur les bords de la mer, de nos grandes rivières, de nos lacs et » de nos étangs, où cependant, chaque année, il périt tant d'enfans et de » bestiaux, les secours ordinaires y étant toujours tardifs et souvent impossibles. A qui la faute ? l'administration veut tout faire et ne fait rien, » elle a des agens plus occupés d'assurer leur fortune particulière que des » affaires publiques, que des choses intéressant les masses. »

Les chiens de Terre-Neuve devraient être dans Dieppe en nombre égal à celui des lieux de secours. Confiés aux soins des secouristes avec lesquels ils habiteraient les pavillons, on les laisserait librement vaguer, durant le jour, le long de nos quais, de notre grève. Le public, n'en doutez pas, porterait attachement à ces bienfaisans animaux, et si, chez quelques-uns, l'audace et l'habileté à plonger s'affaiblissait, il serait facile de les faire remplacer par d'autres, plus vigoureux et plus capables.

Pour compléter ce qui a rapport aux moyens de sauvetage, nous proposerons de placer des cloches d'alarmes sur trois points différens. L'une serait mise au poste des douaniers, près du Collège, et confiée à leur surveillance. Cette cloche avertirait des accidens qui auraient lieu dans toute la ligne des quais du côté de la ville. Une seconde serait placée au Pollet avec le lieu de dépôt destiné à secourir les rives de ce faubourg. La troisième enfin se trouverait à l'établissement de bains publics ou au pavillon de secours de la batterie centrale, et servirait lorsque des événemens arriveraient sur la plage. Aux premiers sons de ces cloches, qui ne se feraient entendre que dans les cas d'urgence, chacun des préposés au service des noyés chercherait le lieu de l'accident et s'y transporterait en toute hâte. D'autre part, on saurait qu'il convient de courir de suite demander des médecins, et chacun s'empresserait sans doute de le faire spontanément.

III. DES PAVILLONS DE SECOURS APPELÉS AUSSI LIEUX DE DÉPÔT.

Nous en avons dit assez sur la nécessité d'abandonner le système de secours mobile, et sur celle d'établir à Dieppe un secours fixe pour qu'il ne soit plus utile de revenir sur ce sujet. La question est désormais, nous le croyons, parfaitement jugée et par nos concitoyens et par les savans qui les premiers l'ont discutée.

Puisqu'il en est ainsi, nous poterons comme principe fondamental que les lieux de secours doivent exister, dans un service bien organisé, à des distances assez rapprochées et en nombre suffisant pour que l'asphyxié puisse y être transporté en moins de cinq minutes de l'endroit où il aura été repêché. D'après cette règle, qui nous servira de base, nous avons reconnu que cinq pavillons étaient nécessaires pour le service de Dieppe et qu'il faudrait les placer autant que possible sur les points suivans :

Le premier se trouverait au bout de la jetée de Dieppe avec la morgue, sur le terrain qui avoisine le calvaire. Il servirait surtout pour les naufrages, mais en même temps pour une partie de la ligne de notre plage comme pour celle de nos quais.

Un autre serait placé sur le terrain qui est entre la Bourse, la fontaine située auprès et le quai. Comme point central de notre port, ce pavillon recevrait la plus grande partie des noyés. Il servirait en effet les lignes des quais où s'amarrent chaque jour un grand nombre de navires, depuis la passerelle du Pollet jusqu'à la Tour aux Grâbes; aussi son organisation devrait-elle être la plus parfaite, et, dans le cas où le service que nous proposons ne pourrait être établi que partiellement, nous croyons qu'il faudrait construire ce pavillon le premier.

Nous désignons le terrain qui est entre l'emplacement que doit occuper l'usine à gaz et la Retenue, pour y fixer le troisième lieu de secours. D'abord on avait pensé qu'il conviendrait de placer ce pavillon dans une partie voisine de la maison de M. Hardy, à quelque distance de la scierie mécanique de M. Mouillard, mais nous avons cru devoir préférer l'endroit que nous avons désigné parce qu'il rapproche davantage des quais du Pollet et qu'il n'éloigne pas considérablement du bassin. Ce pavillon recevrait les noyés de l'Arrière-Port, du Bassin, de la rivière d'Arques et de la Retenue.

Le quatrième pavillon devrait être mis au bout du pont à claire-voie du Pollet, non loin du chantier de M. Delalande. Ce point serait favorable pour secourir les naufragés portés sur la jetée de l'Est et les noyés repêchés le long des quais du Pollet.

Le cinquième pavillon de secours, enfin, que nous plaçons dans le chantier de M. Fanouillière, n'aurait qu'une existence temporaire pendant l'année; il ne servirait évidemment que durant la saison des bains, mais il conviendrait alors que son organisation fût maintenue dans les conditions les plus satisfaisantes pour inspirer aux étrangers qui fréquentent nos eaux plus de sécurité en cas d'événement.

Nous avons plusieurs fois pris des renseignemens pour savoir si l'administration pourrait disposer de tous les terrains que nous avons désignés, et nous croyons pouvoir affirmer qu'il lui sera facile d'établir les cinq pavillons nécessaires sur des points du moins très-rapprochés de ceux que nous avons indiqués.

Lorsque nous espérions joindre à notre travail des plans et des devis, nous avions étudié comment il conviendrait de procéder pour édifier ces bâtimens le plus économiquement possible, tout en leur conservant des conditions de durée et des dispositions parfaites pour l'accomplissement du service; nous nous proposions donc d'émettre notre avis sur différens modes de construction; mais, comme nous ne doutons pas que l'administration suppléera à nos efforts en faisant bâtir aussi solidement que commodément, nous désignerons seulement les diverses pièces qui doivent composer ces pavillons, et nous dirons quels appareils et quel mobilier ils doivent contenir.

Un pavillon de secours tel que nous l'entendons ser... destiné à la fois au service des noyés et au logement des secouristes. Sa physionomie simple et sévère n'éloignerait pas pour cela une certaine élégance en rapport avec les progrès toujours croissans du luxe de nos villes, et avec les perfectionnemens de la science architecturale. Les conditions de solidité et de commodité devraient être remplies avant tout, car il n'y aurait ni économie ni raison à construire ces pavillons sur les plans d'édifices provisoires, puisque la nécessité de leur existence est liée à celle de la ville elle-même.

Chacun de ces pavillons, consistant seulement en un rez-de-chaussée, se composerait de quatre pièces principales et d'une cour où se trouveraient plusieurs hangars ; il aurait à peu près 32 ou 34 pieds de façade sur 28 à 30 pieds de profondeur.

La pièce principale, servant à administrer les secours à l'asphyxié, aurait environ 15 pieds de long sur 12 de large, et 9 ou 10 de haut. Elle serait placée sur le devant de l'édifice et aurait des croisées divisées de manière à permettre la circulation de l'air dans l'appartement en les ouvrant seulement par le haut. Les vitres de ces croisées seraient en verre dépoli. On bituminerait le sol, et le plafond en *matifats* serait uni. Cette pièce contiendrait au milieu une table solide de 6 pieds et demi de long sur 5 pieds de large, couverte d'une paillasse et d'une toile imperméable pour y placer le noyé et lui donner les secours. Ce lit, très-impropre à aider l'administration des secours, a besoin d'être remplacé par un appareil plus convenable. Nous savons que le docteur Pouchet s'occupe d'un travail sur cet objet ; l'un de nous, le docteur Navet, s'est aussi livré à des essais que nous vous aurions fait connaître aujourd'hui s'il n'espérait apporter à son appareil des perfectionnemens qui le rendront plus parfait.

Outre cela il y aurait dans cette pièce une cheminée, ou mieux, un poêle perfectionné, dans lequel le linge, les fers à repasser, les boissons, l'eau pourraient ensemble être chauffés.

Une baignoire, enfoncée dans le sol, se trouverait à quelque distance de cette cheminée. Le système de baignoire adopté dans l'établissement de nos bains chauds nous paraîtrait applicable ici parce qu'il permettrait d'y placer le noyé et de l'en retirer facilement.

Contre les murs, et dans une position commode pour le service, on fixerait des armoires contenant les divers instrumens, appareils et médicamens employés par les médecins et les secouristes. Ces armoires, en partie vitrées, en parties fermées par des châssis en fil de fer, tout en laissant circuler l'air et la lumière à propos, permettraient de reconnaître au premier coup-d'œil la présence et le bon état de toutes les pièces confiées à la garde du secouriste.

Une table enfin et quelques tabourets compléteraient l'ameublement de cette pièce.

La porte d'entrée, large de 4 pieds et demi, située au milieu de la façade, donnerait accès directement dans l'appartement que nous venons de décrire.

Sur le même plan et à gauche de la pièce de secours serait la pièce d'habitation des secouristes. Cette pièce d'environ 15 pieds sur 12, et aussi de 9 pieds d'élévation, destinée à servir de boutique et aux besoins domestiques du secouriste, contiendrait une cheminée avec fourneaux de cuisine et un fourneau économique de la capacité de 4 seaux. L'eau chauffée dans ce fourneau serait versée dans la baignoire de l'appartement voisin, à l'aide d'un conduit traversant la cloison et muni d'un robinet à son arrivée.

Le mobilier de cette pièce et de toutes celles qui seraient à l'usage des secouristes appartiendrait à ceux-ci et serait apporté par eux.

Plus profondément que les deux pièces précédentes, existeraient deux autres pièces servant, celle qui serait derrière la salle de secours et qui aurait à peu près 15 pieds de longueur sur 8 à 9 pieds de profondeur, à la fois à coucher le noyé après l'avoir ranimé, et de bureau aux inspecteurs comme aux médecins. Un lit à roulettes, une table et quelques accessoires de première nécessité meubleraient cette chambre.

Dans la partie voisine se trouverait la chambre des secouristes, assez grande seulement pour contenir un lit, une armoire, une table et 2 chaises, parce qu'il faudrait conserver à sa gauche un couloir de largeur suffisante pour faire communiquer la boutique avec la cour.

Ces deux dernières pièces recevraient le jour par des fenêtres donnant sur la cour. Un guichet, placé dans le refend de séparation de la chambre du secouriste et de celle de l'asphyxie, permettrait au premier de surveiller celui-ci pendant la nuit sans qu'il ait besoin de se déplacer de son lit.

Derrière ces diverses pièces, et dans toute l'étendue transversale de l'édifice, existerait une cour d'environ 30 à 32 pieds de largeur sur 8 à 10 pieds de profondeur. Dans cette cour, qui servirait d'étendoir, se trouverait un chenil, un cellier, un hangar ou bûcher, des latrines et des barils qui recevraient l'eau d'égout des toits pour les besoins du service et du ménage.

Ces indications sommaires qu'il est sans doute difficile de bien faire comprendre, surtout lorsque l'on est comme nous entièrement étrangers à la science des constructions, recevront des perfectionnemens de la sagacité et de l'expérience des hommes de l'art qui seront chargés de suivre notre travail.

Nous ne disons rien du genre de toiture à préférer pour ces pavillons, parce qu'il nous paraît indifférent que le toit soit plat et recouvert en zinc ou en bitume, ou incliné et en ardoise. Les raisons d'économie et d'harmonie dans la physionomie de l'édifice nous attacheraient seules à une préférence.

Pour bien faire juger la nécessité des instrumens, des appareils et des médicamens que nous proposons de placer dans les pavillons de secours, nous devrions entreprendre un examen raisonné des divers procédés médicaux et chirurgicaux auxquels nous donnons la préférence pour secourir les noyés avec succès. Mais la question, envisagée de cette manière, nous entraînerait dans un travail extrêmement étendu qui nous paraît devoir être traité plus tard par le médecin qui obtiendra comme directeur la confiance de l'administration. Nous renvoyons d'ailleurs, pour ces objets, aux savans écrits des docteurs Fodéré, Marc, Vigné et Pouchet, qui ne laissent rien à désirer.

Voici donc simplement le détail des principaux objets qui devront se trouver aux pavillons de secours :

1° Un brancard pliant, garni de toile imperméable et recouvert d'une banne d'après le modèle donné par M. Marc.

(M. Nicole, notre collègue, s'est occupé de la construction d'un brancard fort ingénieux qui permettrait de réchauffer le noyé, même pendant la durée du transport; mais son travail, qui attend encore des perfectionnemens pour diminuer l'élévation du prix, ne pourra être donné que plus tard.)

2° Une couverture et deux frottoirs en laine ;

3° Six serviettes ;

4° Deux brosses pour frotter les pieds ou le corps ;

5° Un peignoir en laine ;

6° Un bonnet de laine ;

7° Deux fers à repasser avec leurs poignées ;

8° Un levier en buis ;

9° Un double levier en fer, à ressort ;

10° Une paire de ciseaux à pointes mousses et de 16 centimètres de long ;

11° Une seringue à pompe à air avec son tuyau élastique et sa canule à narine ;

12° Une petite boîte contenant un mélange de graisse et de mine de plomb pour graisser l'ajutage et la douille de la seringue à air ;

13° Un bandage à 6 chefs croisés pour faire exécuter à la poitrine et au ventre les mouvemens qui ont lieu pendant la respiration ;

14° Le corps de la machine fumigatoire ;

15° Son soufflet ;

16° Un tuyau et une canule fumigatoire ;

17° Une boîte contenant un mélange de 4 onces d'espèces aromatiques (fleurs de lavande et feuilles de sauge, de chaque 2 onces; poudre de résine de Benjoin une demi-once) ;

18° Une seringue à lavement avec canule ;

19° Une aiguille à dégorger la canule ;

20° Des plumes pour chatouiller la gorge ;

21° Une cuiller étamée ;

22° Un gobelet d'étain ;

23° Un biberon ;

24° Une bouteille contenant de l'eau-de-vie camphrée ;

25° Un flacon contenant de l'eau de mélisse spiritueuse ;

26° Une petite boîte renfermant plusieurs paquets d'émétique de 2 grains chaque ;

27° Des lancettes, des bandes à saigner, des compresses, de la charpie ;

28° Une sonde œsophagienne ;

29° Une bassinoire ;

30° Des flacons de chaux vive hermétiquement fermés ;

31° Des ventouses de différentes grandeurs ;

32° Une auge galvanique ;

33° Un flacon d'acide nitrique et d'acide muriatique à l'usage de l'appareil galvanique ;

34° Un lit à roulettes (en fer) garni de ses matelats, draps, couvertures, etc. ;

35° Un thermomètre ;

36° Du papier, des plumes, de l'encre, des registres.

Tels sont les objets principaux qui nous ont paru indispensables dans chaque pavillon de secours. Outre ces objets qui seraient placés dans les armoires, le lieu de dépôt devrait avoir une boîte de secours semblable à celle que M. Marc a fait disposer pour les endroits où les pavillons ne pourraient pas être construits, comme pour les navires et les établissemens de bains publics qui sont assujétis par ordonnance à avoir une de ces boîtes.

Chaque pavillon de secours devrait être établi sur le modèle de celui que nous venons de décrire. Il n'y aurait de modification à apporter, sous le rapport de l'édifice, que pour celui qui serait joint à la morgue dont nous allons nous occuper.

Une inscription pour le jour et une lanterne pour la nuit indiqueraient la destination de ces pavillons.

IV. D'UNE MORGUE ET DE SES ACCESSOIRES.

Un service de secours pour les noyés est un établissement d'humanité. La fondation d'une Morgue dans Dieppe sera à la fois une institution philantropique d'ordre et de moralité. Si les institutions, les monumens publics sont l'expression littérale des mœurs et du degré de civilisation d'une population, quelle opinion a dû concevoir de nous l'étranger qui, visitant notre cité, l'a trouvée si pauvre de toute organisation secourable? Qu'a-t-il dû penser surtout en voyant à quel bâtiment nous avons osé donner jusqu'à présent le nom de Morgue? Il y a dans le cœur de tout homme moral quelque chose qui lui commande le respect pour les restes inanimés de ses semblables. Le matérialiste le plus avancé répugne, par un sentiment de dignité bien juste, à laisser souiller un cadavre humain auquel pourtant il n'attache que des idées de poussière. On peut douter même que l'anthropophage qui va dévorer des membres humains le fasse avec l'indifférence qu'il mettrait à déchirer un être qui ne tient point à son espèce! Et nous, messieurs, nous qui avons rang de peuple civilisé, nous avons pu, sans trop rougir, déposer jusqu'à présent les corps inanimés de braves marins dans un antre infect et en ruines, sans lumière, sans air, où l'eau distille goutte à goutte des parois d'une voûte recouverte de noire moisissure! Là, dans la poussière, dans des impuretés de tous genres, sur une planche pourrie et vacillante sont abandonnés, sans surveillance, les corps des infortunés noyés! Et nous avons osé appeler *morgue* ce triste et dégoûtant asile! Oh! il est temps, messieurs, que nous cessions de donner un tel spectacle à l'humanité. Quoiqu'il en doive coûter, c'est à l'administration d'élever de suite un monument en rapport avec sa destination et propre à faire atteindre son but. Les efforts de nos administrateurs nous donneront la mesure de la répugnance qu'ils éprouvent en se servant aujourd'hui forcément de ce réceptacle indigne.

Depuis quelques années seulement les noyés sont déposés dans cet endroit connu sous le nom de Tour aux Crabes. Auparavant il existait contre cette espèce de vieux monument une petite pièce beaucoup plus décente, sans doute, où l'on déposait les cadavres. Mais cette pièce, qui n'était qu'une salle d'exposition, ne ressemblait en rien encore à une morgue; toutefois il est à regretter qu'elle ait été sitôt détruite lorsqu'on a élargi et aligné cette partie de nos quais.

Avant que l'on eût construit ce petit bâtiment, la ville de Dieppe était entièrement dépourvue de local qui pût servir de dépôt pour les cadavres.

Chaque fois qu'un noyé était trouvé, on le plaçait soit dans la tour qui existait à l'entrée de la porte du Pont, soit même sur le lit de camp du corps-de-garde qui avoisinait cette tour.

Il suit, de ce que nous venons de dire, que rien n'a été disposé jusqu'à présent, dans Dieppe, pour faciliter la reconnaissance des noyés. Leurs vêtemens qu'il était si important d'exposer et de garder durant un certain temps, disparaissaient souvent, soit qu'on les abandonnât comme impropres à servir, soit qu'on en gratifiât quelque malheureux. Les autopsies, qui parfois auraient été très-nécessaires, n'étaient jamais pratiquées ; ni la société ni la science n'ont trouvé, comme on le voit, ce qu'elles étaient en droit de réclamer à cet égard chez nous.

Une morgue étant un établissement où l'on expose aux regards du public les cadavres d'individus inconnus, pour en faciliter la reconnaissance, est de première nécessité pour les familles puisqu'elle a pour objet de faire constater les décès de leurs divers membres.

Elle doit être encore à Dieppe et un lieu de secours pour les noyés et un local où les médecins, chargés d'opérations de médecine légale dans la ville, trouveront toutes les dispositions nécessaires pour leur faciliter la bonne exécution de ces opérations. Enfin, les secouristes et surveillans de la morgue auront là tout ce qui sera convenable à leur habitation.

Ce sera donc une assez vaste construction que celle d'une morgue, elle entraînera par conséquent dans des dépenses élevées, c'est vrai, mais le pays est placé maintenant entre la honte de maintenir ce qu'il a et le mérite de faire ce qu'il doit. Qu'il choisisse : tout autre parti n'est point admissible, car on n'éviterait pas une juste critique si l'on tentait de n'édifier que partiellement cet établissement que nous démontrons utile et indispensable dans son ensemble.

Nous ne tracerons point le plan de la morgue pour Dieppe sur celui de la morgue de Paris; cependant nous emprunterons au travail de M. Devergie les renseignemens nécessaires pour établir, sur des proportions restreintes, mais en rapport avec les besoins de notre localité, la distribution du bâtiment qui devra en servir ici.

Tout dans une morgue doit être prévu pour la salubrité. On ne doit jamais perdre de vue, dans sa construction, qu'elle pourra contenir plus d'une fois, et durant plusieurs jours, des cadavres putréfiés, exhalant les odeurs les plus méphitiques ; il faudra donc y organiser un bon système de ventilation, lui assurer des eaux abondantes, et la placer dans un endroit éloigné des habitations, mais pourtant très-fréquenté s'il est possible, surtout par nos marins.

Il y a bientôt deux ans, lorsque nous commençâmes nos recherches à l'occasion du travail que nous présentons aujourd'hui, nous prîmes l'avis de M. Lenormand, architecte, sur la manière dont il faudrait construire une morgue, et il traça sur nos indications, avec la facilité du vrai talent, le plan que nous remettons au Comité. Ce plan remplirait assez bien nos intentions s'il donnait aux secouristes tout le logement dont ils ont besoin pour exécuter une profession, et s'il ne divisait pas en deux parties la cour qui deviendra d'une utilité si grande dans l'établissement. Nous avons donc cru devoir nous attacher à une distribution différente de celle que nous a proposée ce savant architecte, car, nous le répétons, nous avons voulu réunir dans notre bâtiment une morgue, un lieu de secours, le logement des secouristes, et un local propre au service des ouvertures judiciaires.

Il suit de là que notre morgue formerait un bâtiment carré de 36 pieds au moins, sur toutes ses faces, composé d'un rez-de-chaussée, d'un étage et de greniers.

Le rez-de-chaussée serait distribué en sept parties ; savoir : une salle du public, une salle d'exposition, une salle de secours, une boutique, une salle d'autopsie et bureau, qui pourrait servir aussi aux opérations médico-judiciaires, un lavoir et ensevelissoir, et une vaste cour occupée par plusieurs petits bâtimens ou hangars.

A l'étage placé au-dessus d'une partie des appartemens du rez-de-chaussée on trouverait trois chambres et un couloir d'accès pour servir au logement des secouristes et au séjour momentané des noyés qui auraient reçu des soins suivis de succès.

Une porte à deux battans de quatre pieds au moins d'ouverture occuperait la partie moyenne de la façade au rez-de-chaussée. Cette porte, constamment ouverte de jour, donnerait accès dans un couloir de même largeur de 14 pieds de long. Au fond de ce couloir existerait un autre espace situé transversalement de manière à figurer avec lui une sorte de T majuscule. Cet espace transversal, borné au fond par un grand refend vitré et plein qui le séparerait de la salle d'exposition, aurait 4 pieds de profondeur sur 16 pieds transversalement. C'est cet espace, joint au couloir, que nous désignons sous le nom de salle du public. En effet le public pourrait entrer librement sans communiquer en aucune manière avec l'intérieur de la morgue. Il distinguerait facilement, à travers le refend vitré dont nous avons parlé, les cadavres et les divers objets exposés. Les émanations de la salle d'exposition ne porteraient aucune odeur dans cet espace réservé au public, car le refend vitré qui servirait de séparation serait complètement fermé dans toute son étendue.

Nous plaçons la salle d'exposition au-delà de ce refend vitré, et par conséquent aussi sur le milieu de l'édifice, mais plus profondément.

Celle-ci, de forme carrée, grande de 16 pieds transversalement, et profonde de 10 pieds, contiendrait trois tables pour les cadavres. Au-dessus des têtes, contre le mur, on placerait des tringles avec crochets auxquels on suspendrait les vêtemens et les divers objets destinés à faciliter la reconnaissance. On éclairerait et ventilerait cette salle par le haut, au moyen d'une toiture mobile en vitrage. Au milieu des cloisons latérales, à gauche et à droite, existeraient deux portes donnant, celle-ci, dans le lavoir, la porte de gauche dans la salle d'autopsie dont nous parlerons plus loin. Les murs seraient unis et peints à l'huile; on recouvrirait le sol d'une couche de bitume asphaltique. Les tables d'exposition devraient être construites, si les ressources le permettaient, d'après le modèle des tables de d'Arcet dont on pourra connaître l'exacte description dans le cinquième volume des annales d'hygiène publique. Ces tables, à l'aide d'un tirage forcé, empêcheraient complètement les odeurs fétides qui s'exhaleraient des cadavres en putréfaction, de se répandre dans la salle, parce que l'air serait attiré sur le cadavre et conduit avec les humidités au-dessous du sol, à travers le plateau percé d'ouvertures et le pied du support qui serait à pivot. Ce système ingénieux, mais dispendieux, serait de la plus grande utilité. Dans l'impossibilité de l'adopter, il conviendrait du moins d'avoir des tables tournant sur pivot à double fond en bois goudronné dont le plateau de support, percé d'un grand nombre d'ouvertures, permettrait l'écoulement des liquides sous le sol. Des robinets, apportant de l'eau au-dessus des corps, faciliteraient le lavage sur place à mesure que cela serait nécessaire. Les arrosemens auraient la plus grande utilité parce qu'ils retarderaient la marche de la putréfaction.

A gauche du corridor d'entrée existerait la salle de secours dans laquelle on accéderait par une porte assez large pour le passage des brancards chargés des asphyxiés. Cette salle de 16 pieds sur 14, et d'environ 9 pieds d'élévation, aurait exactement la même disposition que celle de la même salle décrite aux pavillons de secours.

Cette salle communiquerait dans une pièce située plus profondément, qui servirait à la fois aux autopsies et aux opérations chimiques de médecine judiciaire. Elle aurait 10 pieds de large sur 12 de profondeur au moins, et 9 de haut; elle contiendrait une table de dissection qu'il importerait de construire complètement sur le modèle des tables de d'Arcet. Une autre petite table ou bureau pour la rédaction et les écritures, une armoire et des tabourets seraient placés dans cette pièce qu'on éclairerait par une croisée donnant sur la cour; elle aurait aussi deux portes de manière qu'on pût y faire passer les cadavres de cette cour, où ils arriveraient toujours, jusque dans la salle d'exposition.

A droite du corridor se trouverait le local servant de boutique au secouriste; il aurait à peu près 14 pieds de profondeur sur 16 pieds transversalement. Cette pièce ressemblerait aussi à celle qui lui correspond et que nous avons décrite à l'occasion des pavillons de secours. Mais ici l'eau de la chaudière économique ne pourrait être envoyée au bain qu'à l'aide d'un système plus compliqué et peut-être trop dispendieux, de sorte que le secouriste serait sans doute obligé de la porter à bras. On placerait deux guichets vitrés dans les refends ou murailles pour que le gardien pût constamment, sans sortir, surveiller le public qui entrerait dans la salle affectée aux visites.

Cette pièce conduirait dans le lavoir situé plus profondément et qui aurait des dimensions semblables à celles de la salle d'autopsie. Ce lavoir, destiné encore à l'ensevelissement des cadavres, contiendrait un escalier pour monter aux appartemens du premier étage, et aurait une porte donnant dans la salle d'exposition, et de plus une croisée et une porte percées sur la cour.

Plus profondément que toutes ces pièces se trouverait la cour, large comme la façade du bâtiment, et qu'on rendrait aussi étendue que possible en profondeur. A chaque extrémité de cette cour on pratiquerait une grande porte cochère par laquelle on pourrait apporter et enlever les cadavres, même avec une voiture. Un chenil pour deux chiens, des lieux d'aisances, des hangars, un bûcher, un cellier, des tonneaux ou barils pour recevoir l'eau des toits, se trouveraient dans cette cour.

Au premier étage, seulement au-dessus de la salle de secours, de celle du public et de la boutique, existeraient trois chambres auxquelles on arriverait par l'escalier du lavoir, et au moyen d'un couloir occupant l'espace formé par la partie transversale de la salle du public. Ces chambres seraient destinées, l'une à coucher l'asphyxié au besoin, les deux autres pour l'utilité des secouristes.

Des greniers pourraient être placés au-dessus de ces chambres; ils serviraient alors de magasins pour les vêtemens et de séchoir.

Nous ne nous occuperons pas plus pour la morgue, que nous ne l'avons fait pour les pavillons, des conditions de construction et d'architecture qui sont préférables. Nous attendons des hommes spéciaux ce supplément à notre travail, et nous serons déjà bien heureux si nous pouvons leur faire concevoir, par la simple description précédente, la distribution et la composition des pièces que nous croyons nécessaires.

La morgue telle que nous l'avons décrite aurait des avantages d'une grande importance. La salle d'exposition, pièce principale de l'établissement, se trouverait si parfaitement ventilée par sa partie supérieure, à l'aide de sa couverture à châssis vitrés, que l'odeur ne se répandrait pas dans l'établissement alors même que toutes les tables seraient couvertes de cadavres en pleine putréfaction. Il n'y aurait surtout aucun doute possible à cet égard si l'on y joignait les tables à courant d'air de d'Arcet et le lavage au moyen des robinets placés à la tête des corps. Ce résultat, d'autant plus précieux qu'il permettrait une plus longue exposition des sujets, faciliterait par conséquent leur reconnaissance.

Les vêtemens placés aussi au milieu de ces grands courans d'air se dépouilleraient vite des miasmes dont les corps auraient pu d'abord les imprégner. Leur longue exposition étant facile, elle conduirait souvent au but qu'on recherche par une morgue.

La disposition que nous voulons donner à la salle du public engagerait aux visites et porterait à les répéter d'autant plus souvent qu'on saurait qu'elles sont non-seulement sans danger, mais même sans incommodité sous le rapport de l'odeur. Les cadavres seraient parfaitement en vue, et cependant on ne pourrait les toucher.

On introduirait les noyés qui se trouveraient dans les conditions de recevoir des secours, dans la salle destinée à cet effet, par la porte de la façade; mais lorsque des cadavres seraient apportés dans un état de mort évidente, on devrait les introduire dans la salle d'exposition en passant par l'une des grandes portes de la cour. C'est à ces portes aussi que se ferait l'exposition des corps avant l'inhumation.

Nous avons disposé le chenil pour deux chiens parce que nous pensons qu'après la saison des bains le chien de Terre-Neuve qui aurait été placé au pavillon de la batterie centrale, devrait revenir à la morgue. Deux chiens à cet endroit auront toujours leur utilité parce que les naufrages arrivent plutôt au bout des jetées qu'ailleurs, et que c'est aussi principalement dans les mois de l'hiver que les tempêtes ont lieu. Le secouriste des bains publics reprendrait son logement à la morgue pendant la dure saison, et son service alors pourrait bien n'être pas toujours sans objet.

Si nous avons tracé le plan de notre morgue sur les dimensions étroites que nous avons fait connaître, c'était seulement par des raisons d'économie et pour ne pas retarder la construction d'un édifice si utile, par une demande d'argent disproportionnée avec les ressources actuelles du pays; mais assurément nous approuverions de toutes nos forces que l'administration modifiât notre projet en donnant plus d'espace à chacune des pièces dont nous avons composé la morgue.

Une morgue semblable à celle que nous venons de faire connaître pourrait être placée partout où il existerait un espace de terrain libre, de grandeur suffisante, dès lors que son exposition serait au Nord et qu'elle se trouverait dans un endroit très-fréquenté, car *devant cette dernière considération, dit le docteur Devergie, toute autre doit céder*. D'après cela, messieurs, nous avons pensé qu'il n'y a que le terrain appartenant au Génie militaire, qui se trouve auprès du calvaire de la jetée de Dieppe, qui soit propre à l'érection de la morgue. On n'aurait pas, nous le savons, de grandes difficultés à vaincre pour obtenir la cession de ce terrain.

Cet emplacement est d'autant plus convenable qu'un jour sans doute, et nous souhaitons qu'il ne soit pas éloigné, le service de secours pour les noyés s'augmentera du service de secours pour les naufragés. Assurément, messieurs, il faudra bien que ce dernier service soit placé à peu près à l'endroit que nous désignons, et alors il conviendra parfaitement de joindre deux établissemens qui s'identifient par leur objet. C'est une remarque qu'il importera de ne pas oublier lorsqu'on procédera à la construction de la morgue. L'architecte aura déjà à prévoir les modifications que devra subir son plan par la connexion probable des deux bâtimens.

La morgue ainsi située à la jetée de Dieppe serait le point central de la grande institution pour les secours aux noyés que nous sommes appelés à créer. Là, messieurs, se feraient les instructions dont seraient chargés les médecins-directeurs.

Avant que de s'arrêter au placement de la morgue sur le terrain dont il est question et qui a été reconnu très-convenable par M. Pouchet lorsqu'il fit, il y a quelques mois, son inspection, votre commission avait pensé à utiliser la maison dite de Bouzard, mais il a fallu abandonner cette idée, car cette maison est louée à la chambre du commerce; et d'ailleurs elle est insuffisante par sa distribution et sa grandeur. On aurait été obligé d'y ajouter des constructions qu'il n'aurait pas été convenable de faire sur une propriété prise à location.

Un de nos collègues, M. Nicole, a fortement insisté pour que la Tour aux Crâbes fût mise en état de servir de morgue en la disposant convenablement et en employant le terrain sur lequel sont bâties de petites maisons voisines. Son projet, dont nous ne saurions donner qu'une idée imparfaite, nous paraît mériter un instant l'attention du comité, quoiqu'il soit à notre avis complètement inadmissible.

D'après ce projet, l'enceinte où les cadavres sont actuellement déposés serait séparée en deux par un refend vitré. La partie voisine du quai servirait de salle au public, la portion profonde formerait la salle d'exposition et contiendrait six tables sur deux rangées placées l'une devant l'autre. Entre le refend et la première rangée de tables il y en aurait une septième destinée au dépouillement et au lavage des corps. Les vêtemens seraient crochés aux murailles au moyen de tringles. La ventilation ascensionnelle s'opèrerait par des courans d'air venant du pied de la façade sur le quai, passant sous le sol, montant dans les tables, à la surface desquelles il sortirait pour se porter dans un tuyau d'appel placé dans la cheminée déjà existante. Le jour viendrait dans ces salles par une large croisée dans le style gothique afin qu'elle s'harmonisât avec l'antiquité du monument et qu'elle répondît au caractère sévère de sa destination nouvelle. Cette croisée occuperait le milieu de la façade située vis-à-vis le quai. La porte d'entrée pour la salle du public resterait là où elle se trouve déjà; on pratiquerait une autre porte dans le point justement opposé à celle-ci. Au côté Est de la Tour aux Crâbes, à l'endroit où sont les petites maisons dont il a été parlé, M. Nicole placerait un appartement pour servir de lieu de secours. Plus profondément il mettrait la boutique du secouriste ; il établirait enfin un premier étage au-dessus de la salle d'exposition pour les besoins des secouristes. Un drapeau noir flotterait sur l'édifice lorsque des cadavres seraient déposés.

Si l'on compare cette morgue trop incomplète et sans cour, à celle que nous avons demandée, on reconnaîtra de suite la supériorité du projet précédemment exposé, sur celui de M. Nicole. Nous croyons même qu'on partagera entièrement notre avis si l'on considère que M. Nicole pour la réédification qu'il propose, où toutes les conditions de salubrité et de commodité n'existeraient certainement point, demanderait une somme supérieure à celle que nécessiterait l'exécution de notre plan.

C'est donc après un examen bien mûri que nous nous sommes arrêtés à conseiller et notre projet et son exécution sur le terrain de la jetée de Dieppe, près du calvaire. Cependant, si des motifs insurmontables empêchaient le Génie militaire de céder cette place, notre plan pourrait toujours avoir sa réalisation sur un autre terrain, pourvu qu'il fût entièrement libre de constructions et qu'il se trouvât dans les conditions que nous avons fait connaître.

Nous ne dirons rien du mobilier particulièrement nécessaire à la morgue parce que ce mobilier différerait bien peu de celui que nous avons demandé pour les pavillons de secours ; des réactifs et des instrumens pour les opérations judiciaires, des ustensiles de lavage, un brancard commun, sont les seuls objets qu'on pourrait ajouter.

V. DE L'ORGANISATION DU PERSONNEL PROPRE A FAIRE CONVENABLEMENT FONCTIONNER L'ÉTABLISSEMENT.

Nous avons enfin terminé ce que nous devions dire au sujet des édifices nécessaires dans notre système de secours pour les noyés; si nous n'avons point posé pierre sur pierre, indiqué ni la forme ni la figure des bâtimens, nous avons du moins énuméré le nombre des moyens, celui des appartemens, leur disposition, leurs conditions hygiéniques, ce qu'ils devraient contenir, tant en meubles qu'en instrumens. Nous possédons conséquemment, s'il est possible de le dire, l'œuvre passive qu'il faut à présent animer à l'aide d'un personnel bien complet, bien formé, bien dirigé. De cette manière, Dieppe pourra, comme Paris, citer de beaux succès, car, et nous ne le disons point sans orgueil, c'est à l'un des enfans de notre ville, c'est à Dacheux que la capitale a dû ses plus beaux faits de revivification. Le nom de ce modeste et habile secouriste servira d'exemple à nos braves marins; plus d'un comme lui voudra prendre rang près de la Divinité, en résurrectionnant sous le souffle de la science l'être défaillant qu'elle a créé. Il ne faudra ni peine, ni prière, ni appât de gain pour trouver les secouristes nécessaires au service de nos établissemens parce qu'ici le peuple aime à se dévouer quand il y a service d'humanité à rendre et joie de cœur seulement à recueillir. Parmi ces hommes on reconnaît facilement les plus dignes aux simples médailles qui brillent d'un éclat véritable sur leurs poitrines.

Le personnel secouriste doit se composer de deux médecins-directeurs, d'un inspecteur et de dix secouristes titrés, dont cinq hommes et autant de femmes. Outre ces personnes spécialement chargées d'agir, on emploierait, pour porter au besoin les premiers secours, le corps des douaniers et celui des pilotes.

Les médecins devraient avoir une pleine autorité dans l'établissement, puisqu'ils auraient la responsabilité des résultats. Les secours ne devraient être administrés que d'après les méthodes qu'ils auraient adoptées. Rien ne pourrait être fait ou changé sans qu'ils en soient informés. Des deux médecins l'un serait titulaire, le second ne serait qu'adjoint.

Nous avons pensé que ces places devaient être mises au concours, parce que le concours, malgré les vices et les imperfections dont on l'entoure souvent, n'en sera pas moins constamment la seule porte ouverte au mérite modeste et loyal. Le praticien, qui, comme le demande M. Cruveilhier, aura contracté avec sa conscience des obligations de science, d'expérience, de bienfaisance, de fermeté, de moralité, de courage, de prudence, de désintéressement et d'abnégation, qualités, dit-il, auxquelles on reconnaît le vrai disciple d'Hyppocrate, ne voudra jamais descendre aux manœuvres serviles à l'aide desquelles on obtient les faveurs du pouvoir. Mais il aimera à produire devant des juges intègres le fruit de ses veilles. La société connaîtra mieux ainsi l'homme digne de sa confiance et de sa vénération.

Outre cela, le concours aura encore pour but dans Dieppe de familiariser tous nos médecins avec les études spéciales qui se rattachent à l'asphyxie par submersion. Car, et c'est un fait qu'avoueront tous les praticiens de bonne foi, l'art de guérir a des ramifications si multipliées, si étendues, qu'on néglige trop généralement les études spéciales et exceptionnelles pour approfondir au contraire les questions d'application habituelle. Un médecin n'ignorera pas ce qu'il devra faire lorsqu'il aura à traiter une pneumonie, un catarrhe, un rhumatisme, maladies qui se présentent sans cesse à ses soins, tandis qu'il aura oublié, peut-être même complètement, quel premier moyen il devra rationnellement et immédiatement mettre en usage pour un empoisonnement ou une asphyxie. Il n'aura pas cru devoir suivre les progrès de la science au sujet d'événemens insolites qu'il ne s'attend pas à rencontrer ; aussi lorsqu'un accident réclamera de lui, à l'improviste, l'emploi des meilleures méthodes et l'ensemble des ressources qu'offre la médecine, on le verra, vis-à-vis d'un noyé, chaud encore et palpitant, prononcer impitoyablement une sentence de mort !

Le concours stimulera donc le zèle et l'amour-propre de tous ceux qui ne se font pas de la science un vain titre. Comme il y aurait honte à fuir la lutte, chacun méditera, s'approfondira sur un sujet d'ailleurs assez difficile. Qu'importeront alors les effets de l'intrigue ou de la partialité? l'instruction n'en restera pas moins acquise au plus grand nombre, et l'asphyxié en tirera profit, car, si nous demandons que deux médecins soient particulièrement chargés du service de l'établissement de secours pour les noyés, nous croyons cependant que les agens de ce service devraient non-seulement accepter, mais encore réclamer les conseils du praticien qui se présentera le premier à leur aide au moment d'un accident.

Nous savons que la vie du médecin est une vie de labeur, d'abnégation, de sacrifices, que l'intérêt ne doit jamais être le mobile de ses actions, cependant nous demandons que des émolumens, si faibles qu'ils puissent être, soient attachés aux fonctions de médecin titulaire du service des noyés. C'est qu'il y aura nécessité d'exiger de lui, outre le zèle et le savoir, un rigoureux empressement, une scrupuleuse ponctualité dans le service. L'homme qui a consenti à recevoir quelques deniers pour l'exercice d'une fonction, se sent obligé à remplir sa tâche dans les moindres particularités; celui qui n'est lié à un service que par l'espoir d'une appréciation qu'il voit trop souvent méconnue, secoue vite le joug à la moindre difficulté ou à la plus petite contrainte. Le service de secours pour les noyés est trop utile pour qu'on ne doive pas l'assurer par les moyens les plus certains.

Les fonctions du médecin seront aussi nombreuses qu'importantes. Outre qu'il devra administrer les secours aux asphyxiés, il aura à rédiger les observations sur chaque cas d'asphyxie, à constater les décès et à ordonner les inhumations, à pratiquer les autopsies des noyés, à tenir des tableaux statistiques et à faire des rapports annuels à l'administration sur les résultats du service et sur les améliorations qu'on pourrait y apporter. C'est lui qui publiera les instructions populaires dont la réitération fréquente, sous toutes les formes, rendra les services les plus réels en détruisant des préjugés funestes partagés même encore par des hommes de bon sens. C'est lui qui instruira les secouristes sur les fonctions qu'ils auront à remplir en l'absence du médecin et sous sa direction, qui enseignera aux pilotes, aux douaniers, aux maîtres de barques et aux capitaines, ce qu'ils devront connaître pour secourir au premier moment un asphyxié et empêcher les mauvaises manœuvres. Ces fonctions fort étendues s'accroîtront sans doute encore avec le développement de l'établissement, et permettront à celui qui aura l'honneur d'en être revêtu de se faire un nom dans la science et de prendre place au rang des bienfaiteurs de l'humanité.

La surveillance du personnel comme du matériel sera encore du ressort du médecin : il appréciera les qualités et jugera le mérite de tous les agens secouristes qui se présenteront pour être admis dans l'établissement. Il devra prendre une part directe au service établi dans la morgue pour la reconnaissance des corps.

Ce que nous venons de dire sur les fonctions du médecin titulaire s'applique en tout point à celles du médecin adjoint, puisque celui-ci serait appelé non-seulement concurremment avec son collègue, mais même qu'il devrait le remplacer dans tous les cas d'absence.

Pour qu'il y ait sécurité dans l'accomplissement du service, promptitude dans l'administration des secours, il serait indispensable que tous les instrumens, tous les appareils fussent constamment prêts à être employés. Un secouriste devrait toujours être présent dans chacun des pavillons comme à la morgue.

On devrait surveiller l'entretien des chiens, les exercices qui leur seraient convenables pour les rendre utiles, la direction que les secouristes donneraient à leurs sorties. L'ordre, la propreté ne sauraient être omis dans ces établissemens ; les mœurs, les habitudes des secouristes mériteraient même le coup-d'œil de la surveillance. C'est pour assurer la constante régularité dans les hommes comme dans les choses, que nous avons pensé devoir confier l'honorable fonction d'inspecteur du service à une personne digne par son dévoûment et sa philantropie de l'estime publique. Celui, messieurs, qui le premier aurait droit à ce titre vous est déjà parfaitement connu par les nombreux services qu'il a rendus à notre port en sauvant des naufragés. M. David Lacroix, car c'est lui que nous désignons, acceptera, nous le savons, cette nouvelle tâche. Il appartient en effet à cette classe de philantropes qui contractent l'obligation de rendre de nouveaux services en raison de ceux qu'ils ont déjà rendus.

Quelques visites faites inopinément par cet inspecteur, un examen ayant pour but de constater la présence et le bon état de tous les objets appartenant à l'établissement, un rapport annuel sur le personnel et sur sa conduite entreraient dans ses fonctions si utiles, puisqu'elles donneraient la garantie que jamais on ne serait pris en défaut au moment d'agir.

Outre ce service de surveillance plus particulièrement relatif aux secours pour les noyés, le service des bureaux de la morgue serait également remis à l'inspecteur dont nous parlons : conséquemment il tiendrait trois registres nommés, le premier, *registre matricule ;* le second, *répertoire ;* le troisième serait destiné à recevoir le signalement que les parens pourraient donner à la morgue lors de la disparition de quelque membre de leur famille.

Le registre matricule devrait comprendre l'insertion de tous les documens relatifs aux corps que l'on déposerait à la morgue ; on y noterait par numéros d'ordre le numéro de la table sur laquelle le noyé aurait été exposé, la date de l'entrée et la durée de l'exposition, l'époque et le lieu de l'inhumation, la description des vêtemens, le genre de mort, le lieu où le cadavre a été trouvé, et par qui il a été trouvé ; s'il a offert des signes de suicide ou d'homicide ; le temps probable qui s'est écoulé depuis la mort ; s'il a été ou non ouvert par les médecins ; et enfin, lorsqu'il aura été reconnu, ses nom, prénoms, âge, état civil, profession, son signalement, sa demeure.

Le *répertoire* ne renfermerait que les noms par ordre alphabétique, la date de l'arrivée du cadavre à la morgue et le numéro du registre matricule auquel il renverrait.

Ces divers registres permettraient à l'inspecteur de dresser à la fin de chaque année des tableaux indiquant le nombre des individus entrés, suivant le sexe, l'âge, la profession, la demeure et en un mot tous les élémens statistiques qui intéressent la morale publique.

Enfin il surveillerait le service des inhumations, et il serait chargé de faire connaître, par tous les moyens que la presse publique permettrait d'employer, les documens propres à faciliter la reconnaissance des corps.

Toutes ces attributions qui nous ont été fournies par le travail de M. Dévergie sur la morgue de Paris seront de la plus haute importance ; de nouveaux documens pourront être recueillis avec fruit par la lecture de l'ouvrage qui nous a servi de guide.

Swédiaur a dit qu'il n'y a aucune science, aucun métier où il soit moins permis, où il soit plus dangereux d'être médiocre que dans la pratique de la médecine.

C'est avec la conviction de ce principe que, voulant assurer des succès à l'établissement de secours pour les noyés, nous avons tant insisté sur le concours, seul moyen, selon nous, de mettre l'homme le plus capable à la tête de notre institution. Mais encore que pourra faire le médecin philantrope patient et savant s'il ne trouve autour de lui non-seulement des instrumens en bon état, mais même s'il n'obtient des aides qui doivent exécuter ses prescriptions, toute l'intelligence, toute l'aptitude désirables? C'est donc à l'entourer de secouristes capables qu'il faudra s'appliquer. Ces aides seront choisis avec soin, car c'est d'eux principalement que dépendra la réalisation des espérances que nous concevons aujourd'hui.

Au moment où un accident arrivera, les secouristes et les personnes désignées à l'avance pour leur servir d'aides auront seules avec les fonctionnaires de l'établissement le droit d'assister aux opérations pratiquées dans le but de revivifier l'asphyxié. Dans de telles circonstances, le trop grand nombre de spectateurs paralyse la direction des secours et tue le succès. Quiconque ne sert pas autour d'un médecin, comme l'a dit le docteur Munaret, doit nécessairemenr nuire; nous ajouterons que celui qui sert sans discernement, sans courage, et sans habitude, peut nuire bien plus encore. Le choix des secouristes, leur nombre, leur capacité, leurs qualités morales même méritent donc l'examen le plus sérieux.

Nous avons déjà dit qu'un corps de dix secouristes des deux sexes était nécessaire pour faire fonctionner l'établissement. Chaque pavillon et la morgue seront par conséquent confiés à la garde d'un homme et d'une femme mariés, tous deux également exercés à administrer des secours; car on conçoit combien il y aurait d'immoralité à faire porter la main pendant des heures sur des corps complètement nus, par des personnes de sexe différent. C'est surtout lorsqu'il s'agit de secourir des femmes que les conséquences sont de la plus haute gravité. « Il faut tenir compte, dans « certains cas, dit M. Marc, des effets très-funestes de la pudeur alarmée « lors du retour à la vie. » Si l'importance d'avoir des femmes secouristes ne frappait tout d'abord, il nous serait facile de la démontrer en citant des exemples de personnes qui ont laissé échapper la vie qui se ranimait chez elles sous la main d'hommes généreux, au moment où elles se sont reconnues ainsi entourées et dans un état complet de nudité. Il ne faut pas grand effort pour imaginer ce que peut l'effet de la honte sur une femme faible encore, atteinte dans ce sentiment si vif et si délicat de pudeur, qui forme un des plus beaux attributs de son sexe.

Nous insisterons par conséquent pour que chaque pavillon et la morgue soient confiés à un secouriste marié qui partagerait avec sa femme les mêmes fonctions, que chacun exercerait plus directement suivant le sexe de la personne asphyxiée. On exigerait de ces deux secouristes les mêmes qualités morales, la même instruction. A l'un et à l'autre on demanderait, outre les connaissances spéciales de leurs fonctions, sang-froid, force, intelligence, vie régulière et moralité. L'instruction leur serait donnée par le médecin qui s'assurerait de temps en temps de leur constante aptitude. Chaque année ils auraient à suivre, de nouveau, les leçons que celui-ci devrait renouveler, et il rendrait compte de leur conduite et de leur capacité.

C'est surtout dans la classe des marins qu'il faut choisir, s'il est possible, les secouristes. On y pourra de braves et honnêtes gens qui empêchés, par quelque motif de suivre les travaux si hasardeux et si pénibles de la mer, seront heureux d'avoir comme retraite une condition qui leur procurera et quelques appointemens et un asile commode où ils pourront, tout en faisant le bien qui doit sympathiser avec leur âme, exercer une petite industrie lucrative. C'est dans ce but et pour en faciliter les moyens que nous avons disposé les pavillons de façon que l'une des pièces placées sur le devant pût servir de petite boutique.

Les secouristes gardiens de la morgue seraient choisis parmi les plus capables et les plus dignes sous tous les rapports. Il y aurait nécessité que l'homme au moins sût écrire.

Le pavillon de la Bourse serait considéré après celui de la morgue comme le plus important, autant en raison de sa position centrale relativement aux causes d'accidens que parce qu'on mettrait le bateau de surveillance sous sa direction et sous sa responsabilité.

Les deux établissemens des bains seraient confiés au même ménage qui aurait sa demeure en été au pavillon de la batterie centrale, et sa résidence en hiver à la morgue.

On exigerait des hommes secouristes qu'ils fussent tous en état de nager de manière à pouvoir au besoin sauver une personne ; ceux qui déjà par des actes de bienfaisance ou de courage se seraient rendus recommandables auraient les premiers des droits à entrer dans l'établissement.

Les secouristes seraient appelés à agir sous la direction des médecins, et en l'absence de ceux-ci à porter les premiers secours d'après les préceptes qui leur auraient été enseignés. On confierait à leur garde le matériel de l'établissement, ils auraient soin aussi des chiens de Terre-Neuve qu'ils affectionneraient assez, sans doute, pour attacher quelqu'amour-propre à les rendre capables de services.

Nous n'établirons pas le chiffre des appointemens qu'on pourrait allouer pour remplir les fonctions de secouriste; nous pensons que le logement gratuit empêcherait d'élever bien haut la somme nécessaire.

Pour exciter le zèle et l'émulation des secouristes, il conviendrait d'accorder des récompenses particulières pour chaque noyé qui aurait été repêché et pour les secours qui auraient été administrés ensuite. Ces récompenses seraient graduées sur la durée des secours et sur leurs résultats, car, si tous les médecins doivent connaître ce précepte sublime de Mirabeau *qu'il ne faut jamais abandonner un homme tant qu'il respire*, les secouristes devraient tous avoir aussi la conviction qu'on peut encore rappeler un noyé à la vie plus de 6 heures après l'avoir retiré de l'eau avec les signes de la mort, et même, lorsque le corps a été submergé pendant cet espace de temps, que ce n'est qu'après des secours très-long-temps prolongés et exercés avec intelligence et dans des conditions favorables qu'il est permis d'abandonner un noyé comme mort, que la mort bien plus peut toujours être mise en doute tant que la putréfaction n'est point évidente. Qu'on juge d'après ces observations que fortifient des exemples nombreux combien de nos malheureux compatriotes ont été enterrés alors que tout principe de vie n'était pas encore éteint chez eux! Sur ce nombre immense de noyés qui depuis 63 ans ont été inhumés sans attention, sans pitié, êtes vous sûrs, messieurs, qu'il n'y en ait pas un seul qui se soit remué dans son cercueil, qu'il n'y en ait pas un qui ait poussé le soupir d'anathème contre notre ignorance et notre barbarie ?

Oh! qu'on vienne nous dire, quand une pareille idée frappe au cœur, qu'on manque d'argent pour organiser le service que nous demandons! Donnons au contraire de larges récompenses aux soins persévérans des secouristes, et ne craignons pas plus qu'à Paris de promettre 400 fr. à celui qui résurrectionnera un noyé après 5 heures 1|2 d'efforts courageux.

Outre les secouristes titrés, nous pensons qu'il conviendrait d'admettre un certain nombre d'aides-secouristes qui seraient appelés au besoin pour faciliter l'administration et la prolongation des secours ; ces aides, qu'on récompenserait en raison de la corvée qu'ils auraient faite, formeraient la pépinière dans laquelle on trouverait les secouristes à remplacer.

Depuis bientôt 14 années il existe dans Dieppe une société dite *pour les noyés*, qui a pour but de pourvoir aux frais du service des inhumations et aux secours spirituels que la foi aime à ne pas négliger. Plusieurs femmes, qui sont attachées à cette société par le service qu'elles ont constamment fait avec courage et qui consiste à ensevelir les cadavres, pourraient être conservées pour remplir les mêmes fonctions. Nous avons remarqué chez quelques-unes de ces femmes tant de dévoûment et de résolution dans quelques circonstances de putréfaction fort avancée, qu'il y aurait injustice de notre part à ne pas leur consigner ici un mot d'éloge.

Pia, si célèbre parmi ces hommes bienfaisans qui se sont occupés des secours à donner aux noyés, eut l'idée, vers 1772, d'employer les soldats du guet formant alors une garde permanente des ports pour en tirer des secouristes. C'est à cette mesure qu'on attribue les succès qui s'obtinrent en plus grand nombre à cette époque qu'aujourd'hui où elle n'existe plus. Pour imiter, autant qu'il est en nous de le faire, ces dispositions heureuses, nous avons pensé déjà depuis plusieurs années, comme le justifient nos publications sur ce sujet, qu'il conviendrait d'instruire les douaniers, les hommes du pilotage, les maîtres de barques et même les capitaines au long-cours, des premiers moyens à employer pour porter secours aux noyés en l'absence du médecin. Cette idée évidemment si raisonnable était aussi venue à M. le docteur Pouchet, de Rouen, qui l'a émise à son tour. On conçoit aisément en effet que des hommes qui, par état, restent en permanence près des lieux où les accidens arrivent ordinairement, soient ceux qui pourraient le plus pour ranimer l'asphyxié qui vient d'être repêché, ou du moins pour empêcher l'emploi des manœuvres funestes que nous voyons répéter éternellement par des hommes excités des plus honorables intentions. C'est pour cela que nous demanderons de nouveau que des démarches convenables soient faites près des fonctionnaires supérieurs pour astreindre chaque employé du service actif des douanes et du pilotage à s'instruire aux leçons du médecin directeur des préceptes si simples qu'il suffit de connaître pour être utile en pareil cas. On exigerait de chacun de ces hommes à leur entrée en fonction la preuve qu'ils possèdent ces formules qu'un médecin capable peut mettre à la portée de toutes les intelligences ; il serait à souhaiter que cette mesure dont les conséquences utiles sont incalculables, devenant générale en France, s'étendît jusqu'aux capitaines de navires, qui lors de leurs examens devraient subir quelques questions sur un sujet si facile à comprendre.

L'organisation du personnel que nous demandons et qui nous paraît indispensable semblera peut-être au premier coup-d'œil assez difficile à établir; cependant rien n'est plus aisé, car en définitive il ne faut qu'un médecin instruit, dévoué, qui attachera toute sa gloire au premier succès qu'il obtiendra, un inspecteur dont le zèle actif prémunira contre les négligences des secouristes; cinq ménages honnêtes, rangés et intelligens qui habiteront les lieux de secours, la morgue, et en y maintenant l'ordre, la propreté, permettront à tous les instans d'en faire les asiles de la plus charitable bienfaisance; enfin à l'aide de ses rapports administratifs l'autorité obtiendra vite des douaniers et des pilotes, comme des capitaines, la part de coopération que l'humanité attend d'eux.

VI. DE L'INSTITUTION D'UNE SOCIÉTÉ HUMAINE QUI AIDERAIT AU PERFECTIONNEMENT COMME AU MAINTIEN DE L'ÉTABLISSEMENT.

A part quelques indications de détail portant principalement sur les points que doivent traiter les instructions populaires que publieront les médecins de l'établissement, il ne nous reste rien à ajouter sur l'organisation d'un service de secours pour les noyés dans Dieppe. N'avons-nous pas dit en effet comment, à l'aide d'une sage police activement exercée et de moyens préventifs, on parviendrait à diminuer la fréquence des accidens; par quelles ressources on en affaiblirait la gravité en portant des secours plus rapides ; par quels moyens enfin tirés soit des établissemens et de leur matériel, soit du personnel, on pourrait ranimer les asphyxiés menacés de mort? Il est facile à l'administration de trouver maintenant dans nos conseils tout ce qu'il est essentiel de connaître pour agir en joignant notre projet avec celui qu'elle a dû déjà concevoir. Ici par conséquent devrait finir notre travail, s'il ne nous importait de démontrer encore la possibilité de réaliser, à l'aide des ressources qu'offre le pays, les diverses parties d'un projet qu'à l'avance on a déclaré trop vaste pour être exécuté. Cependant ce n'est point l'argent qui manquera pour fonder chez nous une des plus belles institutions dont s'honorent les pays civilisés qui la possèdent, car nous voyons à chaque instant avec quelle facilité on en trouve non-seulement lorsqu'il s'agit d'améliorations matérielles et commerciales, mais aussi quand il faut ou multiplier les plaisirs publics ou porter les fumées d'un encens adulateur jusqu'aux premiers degrés du trône. Si notre pays se montre si libéral, nous pourrions dire prodigue, en pareille circonstance, comment se ferait-il qu'il devient tout à coup parcimonieux lorsqu'il serait question de l'un des plus grands devoirs d'humanité qui, à tout prendre, ne serait encore qu'un véritable calcul d'intérêt : « car, à l'aspect de la souf- » france ou de la misère, les entrailles humaines s'émeuvent, un prompt » retour sur nous-mêmes nous avertit, par les maux dont nous sommes té- » moins, de ceux que nous pouvons éprouver? Un sentiment vif nous » associe à ces angoisses en quelque sorte comme si elles nous étaient » personnelles. Nous avons le besoin de les partager par notre compassion, » de les adoucir par nos secours. »

Si ces paroles du médecin le plus philosophe de notre siècle, du savant Cabanis, sont aussi profondément vraies qu'elles nous le paraissent, les dispensateurs de la fortune publique auront beau dire, l'argent ne manquera point pour la réalisation de nos projets; mais si nos administrateurs restaient trop long-temps sourds aux cris que nous poussons en faveur de l'humanité, nous leur prouverions alors, nous, que nos concitoyens ont ces entrailles qui s'émeuvent à l'aspect des calamités qui déciment incessamment nos familles de marins. Nous leur prouverions qu'il y a écho dans l'âme du peuple quand on y fait un appel en faveur de celui que le sort a contraint à risquer chaque jour sa vie, souvent pour satisfaire à d'opulentes sensualités.

On ne nous dira point que notre projet comporte un trop grand nombre de moyens, qu'il est trop complexe, qu'il y aurait des difficultés de toute nature pour obtenir l'entretien en parfait état d'un matériel aussi nombreux, que surtout rien ne serait plus difficile que de trouver et d'instruire le personnel secouriste que nous avons demandé, car nous répondrions : que les plus grandes difficultés résistent difficilement à l'expression d'une volonté ferme, et qu'avec cette volonté et du bon sens il est facile de créer notre service de secours et de l'harmoniser dans toutes ses parties. Dès-lors nous croyons bien ne pas nous désespérer un jour autant que le fait maintenant M. de Ségur qui dit que « le bon sens est un trésor qui manque à tous les » siècles, aux peuples les plus fameux, aux gouvernemens les plus célèbres » comme aux plus grands hommes. » Car nous aimons à croire que nous en trouverons assez chez nos administrateurs pour qu'ils sachent comment exécuter ce que nous leur demandons.

Mais enfin chacun voudra connaître approximativement la dépense qu'il faudra faire pour établir notre service de secours et quels seront ensuite les frais annuels d'entretien qu'il réclamera. Peut-être même l'administration nous posera-t-elle les mêmes questions; alors nous répondrons que nous ignorons ce qu'il faut pour établir ce service de secours pour les noyés et combien il faudra pour l'entretenir. Nous l'ignorons, messieurs, parce que, comme nous vous l'avons déjà dit, malgré les demandes réitérées que nous avons faites depuis deux années, nos efforts ont été paralysés par le défaut de coopération d'un homme spécial qui nous eût dressé des plans et des devis à l'aide desquels nous pourrions aujourd'hui repousser toutes les objections en disant : oui, ce que nous demandons est possible, car voici les plans qui le prouvent; oui, les moyens du pays suffiront, car voici le chiffre de la dépense et voilà ses ressources. C'est parce que nous avions toujours senti cette lacune importante dans notre travail que nous en avions éloigné la réalisation; c'est parce que nous comprenions que nous n'élèverions qu'un monument de cartes qu'un souffle détruirait, que nous ne trouvions pas en nous le courage qui anime et redouble la capacité comme les forces.

Mais pour répondre à l'opinion publique qui nous soutiendra, et à sa volonté qu'on redoute quelquefois, on voudra sans doute avec de spécieux raisonnemens combattre nos avis et exécuter partiellement ce projet. Oh ! alors nous nous hâterons de déclarer qu'il ne peut être morcelé, et croyez bien, messieurs, que nous ne nous exprimons si absolument que parce que nous l'avons assez médité pour avoir une conviction consciencieuse, entière et parfaite! La vie de l'homme ne peut se racheter par parties ; la nature cèdera quelquefois à vos efforts s'ils sont puissans, elle n'accordera rien à des demi-mesures.

Qu'on ne pense point pourtant, messieurs, si nous ne nous exprimons pas catégoriquement sur le chiffre de la dépense, que ce chiffre puisse s'élever au-delà des ressources dont peut disposer la commune ; car à notre estimation on satisferait pleinement aux frais de premier établissement avec une somme de 30,000 francs. Quant à la dépense annuelle nécessaire pour l'entretien du service, 2,000 francs suffiraient et au-delà, même en augmentant ce service de tous les moyens de secours pour les naufragés.

Trente mille francs!!! cette dépense paraîtra exorbitante à toutes les personnes qui n'ont point réfléchi mûrement sur la haute importance du service ; elles ne comprendront pas d'abord comment tant d'argent puisse être sacrifié pour porter des secours dont elles n'ont jamais connu les effets. Et ces personnes néanmoins applaudiront lorsqu'elles verront voter les sommes énormes qu'on affecte à l'instruction publique qui se paralyse ou se fausse chez nous. Elles admettront de suite ce principe sage au reste, et que nous partageons, qu'on ne peut reculer devant tous les frais nécessaires à une bonne et complète instruction, ne se présentât-il d'ailleurs qu'un seul élève qui voulût en profiter, tandis qu'elles douteront s'il convient de donner quelques mille francs pour sauver de la mort de braves marins, des êtres chers à leur famille, à leur pays et peut-être pour les sauver elles-mêmes.

La grande question de secours aux noyés semble dominer parmi les projets actuels sur l'amélioration sociale ; déjà les principaux ports de nos côtes maritimes, les principales villes du royaume ont organisé ce service. En Angleterre où tout est si largement prévu pour la sécurité de la vie humaine, il existe depuis long-temps un ensemble de moyens qui ne laisse plus rien à désirer. En Hollande, en Allemagne et même en Italie, la France peut trouver des modèles à suivre, de beaux exemples à imiter. C'est surtout par l'effet des sociétés dites humaines que toutes ces institutions ont acquis leur développement et leur perfection. Voilà, messieurs, des peuples avec lesquels nous entretenons de fréquentes relations commerciales qui offrent à l'humanité entière une main secourable dans le péril, et à notre tour nous ne savons pas faire de même. La France voudrait-elle perdre cette antique réputation de générosité qu'elle possédait de l'avis de toutes les nations ? Lui est-il permis sans honte de tarder plus long-temps à établir sur ses côtes ces grands moyens de conservation dont les peuples ses rivaux en civilisation lui offrent l'exemple? Il est vrai que l'initiative appartient au gouvernement à ce sujet en prenant des mesures générales, mais, en attendant cette puissante coopération qu'on ne peut différer, commençons par organiser chez nous une partie de ce service applicable surtout aux accidens qui arrivent dans nos eaux.

Le conseil municipal nous a prouvé, par un vote déjà répété depuis plusieurs années, combien il attache d'importance à l'organisation d'une morgue et d'un service de secours pour les noyés dans Dieppe. L'administration préfectorale de son côté ne nous a point paru moins favorablement disposée. Avec de tels élémens d'application il ne faudra qu'un élan de cœur, un sentiment d'enthousiasme chez quelques-uns de nos concitoyens, pour que notre œuvre ne soit point stérile.

Les sociétés humaines sont de grandes et généreuses associations entre de simples particuliers qui, à l'aide d'une modique souscription annuelle, fournissent aux frais nécessaires, à l'amélioration et à l'entretien des moyens de secours pour les asphyxiés.

Tous les citoyens doivent être appelés, chacun suivant ses facultés, à faire partie de cette association, puisque tous sont exposés à recevoir les bienfaits de l'institution.

Un conseil d'administration doit être formé de plusieurs des membres qui la composent. C'est lui qui doit donner l'impulsion et la direction au service, c'est lui qui par conséquent doit prévoir ce qui pourrait être fait pour la perpétuité des secours, pour l'augmentation des moyens.

De telles sociétés sont toujours favorisées des gouvernemens avec lesquels elles règlent leurs attributions. Elles tiennent annuellement des séances publiques où elles rendent compte des travaux qui ont eu lieu et des succès obtenus. Elles publient la liste des souscriptions et font connaître l'emploi des sommes reçues. Elles distribuent des récompenses aux personnes qui se sont distinguées soit par du zèle, soit par des services évidens.

Nous ne donnerons pas un réglement complet et tout formulé qui puisse servir à l'organisation d'une société humaine dans Dieppe, ce travail, tout-à-fait en dehors de la tâche que nous avons acceptée, doit être accompli par le médecin directeur des secours. Il trouvera des documens qui pourront lui servir de base dans l'ouvrage de M. Marc. Nous lui recommandons particulièrement aussi le réglement de la société humaine de Dunkerque, qui nous paraît plus qu'un autre applicable à notre localité.

En traitant de l'organisation de la société humaine pour Dieppe, nous pensons qu'il serait fort sage d'amener la société pour les noyés déjà existante et fondée sous le patronage de madame la duchesse de Berry, à se joindre à la société pour l'administration des secours. Ces deux sociétés, unies par les liens naturels qui les rapprochent, ne pourraient que mieux encore parvenir à la réalisation de leurs intentions religieuses, humaines et charitables.

Entrons donc avec espérance et courage dans cette route si belle qui s'ouvre devant nous. Tâchons qu'un jour on puisse dire en partie de la société de Dieppe ce que M. Pouchet, de Rouen, dit des sociétés d'Angleterre :

« La société anglaise se distingue par un zèle remarquable : de nombreux » établissemens sont même érigés par elle sur les bords des rivières du » royaume, une petite famille instruite à donner les premiers secours les » habite. Un bateau léger est disposé pour voler aux lieux du malheur. On » y trouve aussi des crochets pour chercher les noyés sous l'eau. Dans les » temps de gelées où l'on patine sur les rivières ou sur les canaux de la » serpentine de Saint-James-Parc, la société pousse la prévoyance jusqu'à » mettre un médecin de service extraordinaire dans les établissemens de » leurs rivages, où souvent des secours sont utiles pendant la saison de » ces plaisirs si féconds en accidens. Cette société ne se montre pas moins » prodigue de récompenses; et plus de 20,000 individus ont eu leur zèle » encouragé par elle. Pour donner plus d'importance à ces institutions se» courables les rois d'Angleterre s'y associent et les président. Les princes » et les grands viennent y siéger. Au nombre de ses membres on compte » tout ce que le triple royaume a de distingué; et cette société humaine » est tellement révérée, que des souverains des plus vastes États de l'Eu» rope ont brigué l'avantage de voir leurs noms inscrits parmi les honora» bles philantropes qui la composent. »

» L'Angleterre a parfaitement senti que, quand on veut qu'une chose
» utile prospère, il faut lui donner de l'importance, sans cela les institu-
» tions les plus salutaires croulent insensiblement. Aussi comme c'est en
» copiant que l'humanité se perfectionne, nous n'hésiterons pas à pro-
» poser de suivre l'Angleterre pour cette institution et de créer dans notre
» ville un établissement de secours et une société pour la diriger par son
» influence éclairée. »

Nous n'ajouterons rien à ces paroles qui résument si bien ce que nous pouvions faire connaître sur les sociétés humaines et sur ce qui est applicable à notre localité. Cette citation démontrera de plus que notre projet n'est point une théorie vaine que les faits pourraient contredire ; il a, comme on le voit, en sa faveur la sanction du temps et l'expérience des peuples sages et généreux ; comment se peut-il donc, vis-à-vis tant de faits accomplis, qu'il y ait encore sur le sol de la France une seule commune maritime dépourvue de ces secours fixes pour les noyés que l'humanité réclame par les voix unanimes de tous les savans du monde civilisé ?

Là, messieurs, finit un travail dont l'importance demandait une main plus forte. Nous avons voulu par du zèle, par des détails, suppléer à notre infériorité, et cependant nous craindrons encore d'avoir omis des explications essentielles. C'est que dans notre âme, dans notre conscience, messieurs, existe cette conviction qu'une voix habile et puissante pouvait seule arrêter ces coups meurtriers que la mort, depuis 63 ans, n'a cessé de porter aux malheureux qu'un accident précipitait dans les eaux qui nous entourent ; c'est que nous avons compris tout le désordre qui doit résulter dans les familles du peu de soin qu'on a pris jusqu'à ce jour pour faire reconnaître les corps que la mer a jetés sur nos plages presque sauvages ; c'est parce que nous voudrions replacer, sous ce rapport, notre cité au rang qui lui est assigné dans le monde civilisé, que nous aurions aimé à présenter avec talent les faits qui persuadent, à nous servir des paroles qui démontrent et déterminent. Cependant si nos efforts ne sont point entièrement vains, avec quelle profonde émotion verrons-nous placer la dernière pierre de l'édifice ! quel beau jour ce sera pour nous que celui où l'on pourra dire que dans Dieppe enfin un malheureux noyé a été rappelé à la vie ! Oh ! messieurs, nous l'avouons, peut-être qu'alors les battemens de notre cœur trahiraient les effets de notre amour-propre. Ce n'est pas que nous prétendions jamais à plus que ce qui nous serait dû, car nous reconnaîtrons toujours que dans ce travail nous n'avons eu d'autre mérite que celui de l'application à notre ville des excellentes productions qui ont précédé notre œuvre. Toutes nos inspirations nous ont été fournies par la lecture approfondie des ouvrages de MM. Portal, Pia, Fodéré, Gardanne, Marc, Vigné, Pouchet, Orfila, Julia de Fontenelle, Devergie. C'est plus à ces savans, à ces hommes illustres qu'à nous, que le pays devra sa reconnaissance, si l'administration suit nos conseils, car nous n'avons rien proposé qu'ils ne l'aient proposé avant nous.